LES MAINS

qui soulagent et qui guérissent

Les techniques et suggestions proposées dans cet ouvrage n'engagent pas l'éditeur et seront utilisées sous la seule responsabilité du lecteur. Il est conseillé de consulter un médecin avant d'entreprendre certaines pratiques ancestrales.

6, rue Régis – 75006 Paris
Tél. 01 42 22 56 84 - Fax : 01 42 22 65 62

Imprimé en France

I.S.B.N. 2-84197-222-4

Yann Gwennrann

LES MAINS qui soulagent et qui guérissent

Éditions TrajectoirE

LE POUVOIR GUÉRISSEUR DES MAINS DANS LES MYTHOLOGIES

Il y a bien longtemps, un sage affirmait que les mains étaient le second cerveau de l'homme et qu'elles prolongeaient son intelligence. Sans ses deux pouces, ajoutait-il, l'homme cueillerait encore les baies des arbres et mangerait des cadavres d'animaux pour se nourrir.

Très tôt, en effet, l'homme a voué à ses deux mains un véritable culte, comme l'attestent les nombreuses mains plaquées sur les parois des grottes préhistoriques.

Les civilisations ont changé, la conscience que nous avons du corps s'est considérablement modifiée et notre connaissance s'est largement éclaircie en ce qui concerne les fonctions et les rôles des différents éléments de notre organisme. Pourtant, celui-ci est le même qu'il y a cinquante mille ans et les mains ont conservé leur vertu guérisseuse et bienfaisante. C'est la raison pour laquelle on peut, aujourd'hui encore, considérer comme valable ce que la tradition nous a légué et qu'elle nous enseigne aujourd'hui, pour peu qu'on prenne le temps de l'entendre.

Dans l'Antiquité, toutes les mythologies sacralisèrent les mains et en firent l'instrument des divinités, comme l'atteste le centaure grec Chiron, dont le nom signifie, précisément, *La main*.

Chiron naquit des amours passionnées de Cronos, maître de la terre, et de la nymphe Philyra, fille d'Océanos. L'épouse de Cronos, la déesse Rhéa, les surprit un jour en pleins ébats amoureux. Pour s'enfuir, le dieu se métamorphosa en cheval ; c'est pourquoi le fruit de leurs amours était composé d'un corps d'homme, pour sa moitié supérieure, et d'un corps de cheval pour l'autre moitié.

Ce bon centaure, car les autres étaient redoutables et belliqueux, demeurait au sommet du mont Pélion, près du temple de Zeus. C'est là qu'Hermès lui confia Asclépios, fils d'Apollon, afin qu'il l'élève et lui apprenne l'art de soigner les maladies qui affligeaient cruellement les hommes. Après ce brillant élève, Apollon confia à Chiron la jeune Hygie, fille d'Asclépios, afin qu'elle apprenne de lui la médecine. C'est d'ailleurs de cette Hygie que nous vient le mot *hygiène*.

Après la mort de Chiron, qui avait offert son immortalité pour sauver Prométhée, Zeus, ému de tant de compassion, plaça le bon centaure parmi les étoiles, dans la constellation du Sagittaire.

Ce mythe est destiné à montrer l'importance de la main dans la vie des hommes et des dieux, la place qu'elle prend dans leur histoire, tant sur le plan spirituel que sur le plan physique et pratique. Il souligne également l'importance de l'activité, du travail manuel, nécessaire à la bonne santé de l'homme. Le centaure Chiron est celui qui apprend aux hommes à vivre et à survivre et qui connaît les mystères du monde. Homère écrit d'ailleurs dans *l'Iliade* que certains hommes ont la *main médicale,* ce qui ravira tous ceux qui se destinent aux soins dispensés par les mains et ceux qui mettent leur espérance dans ce type de traitement.

En Égypte, la mythologie affirmait que c'était de la main des dieux, Ptah et Khnoum, que naquirent un jour les hommes ; c'est la raison pour laquelle on sculptait la main d'Atoum sur les sarcophages, en signe de future renaissance spirituelle. Energie céleste et divine, les rayons du soleil Aton étaient terminés par des mains dans les représentations que faisait de lui le pharaon Akhenaton à Amarna. Après la mort, dans l'Au-Delà, les mains divines d'Isis et Anubis apportaient à l'âme du défunt l'énergie qui devait lui permettre de vivre sa nouvelle existence.

Pour les Celtes, la main était aussi un symbole d'action et de puissance, à tel point qu'aucun roi ne pouvait régner s'il n'avait pas ses deux mains. C'est pourquoi Diancecht, dieu de la médecine, fabriqua une prothèse en argent pour remplacer la main droite coupée de Nuada Airgetlam, roi des Tuatha Dé Danann, blessé au cours de la célèbre bataille de Mag Tured.

L'art chrétien, notamment l'art roman, montre une grande quantité de mains, bénissant les fidèles, apaisant les souffrances et symbolisant l'amour qui réunit les enfants de Dieu sur la terre.

On peut ainsi admirer les mains du Christ rayonnant vers la tête des disciples sur le tympan de la basilique de Vézelay. De même, au sommet du portail de l'église Saint-Loup-de-Naud (près de Provins), apparaît une main aux doigts tendus, bénissant les visiteurs, inscrite dans un cercle marqué de la croix pattée, le tout évoquant le sceau du Prêtre Jean. Selon le mythe médiéval, le Prêtre Jean gouvernait les terres du Graal, le monde souterrain, la *terre de Sagesse*. Le *Sceau du Prêtre Jean* était constitué par une main de Dieu, entourée par un cercle d'étoiles. Ce sceau était la signature des Templiers, placée à l'entrée de leur cité de Provins.

Bénédiction et Imposition des mains dans la Bible et le christianisme

Dans la Bible, pour la Cabale et le christianisme, l'imposition des mains est un geste de bénédiction et d'invocation. Fait de la main droite fermée avec deux doigts tendus, cet acte confère la force ou l'autorité spirituelle. Généralement, la bénédiction s'effectue en posant les mains sur la tête. Ce geste symbolique n'a pas le même sens si l'on utilise l'une ou l'autre main, car la main droite apporte plus de bienfaits que la main gauche.

Cette différence a une grande importance, notamment lors des passations de pouvoir ou de la cérémonie d'investiture des prêtres. C'est ainsi que Moïse bénit Josué son successeur (Nombres, chapitre 27), ou que le patriarche Abraham bénit ses fils Esaü et Jacob. C'est également ainsi que Jacob distribue son héritage à ses fils, fondateurs des douze tribus (Genèse).

Pour le Nouveau Testament, l'imposition des mains dont se servit Jésus pour guérir les malades ou bénir les enfants (Marc, chapitre 10, 16) transmet un pouvoir purement spirituel, et attire la grâce dont la puissance guérit aussi les malades.

Véritable don de Dieu, l'imposition des mains ne se négocie pas. Simon le Magicien en fit l'expérience lorsqu'après avoir voulu acquérir avec de l'argent cette grâce inaccessible, Pierre lui rétorqua : *Périsse ton argent et toi avec, pour avoir cru pouvoir acheter avec de l'argent le don gratuit de Dieu* (Actes, chapitre 8, 18-20).

L'imposition des mains, qui fut utilisée par les apôtres afin d'attirer la guérison sur les malades, se pratique encore de nos jours, avec quelques variantes dans les gestes et dans les termes. Il existe cependant des communautés chrétiennes qui pratiquent la guérison spirituelle et physique par l'imposition des mains en utilisant des rituels plusieurs fois millénaires. Pour les différents procédés d'imposition des mains, se référer au chapitre *Imposition des mains.*

Histoire de la Main de Fatima

Célèbre dans tout le bassin méditerranéen, la main de Fatima (la *khamsa*) est à la fois la commémoration d'un événement religieux et le symbole de la providence divine pour les musulmans.

La légende rapporte que Fatima vivait dans la demeure de son père, le Prophète Mahomet, avec son mari Ali et ses deux enfants, Hassen et Hussein. Un jour, le Prophète, Ali, Hassen et Hussein se réunirent sous un même drap et Fatima se joignit à eux. Mahomet leva alors sa main droite et pria, puis l'Archange Gabriel (*Djibriel*) apparut et déclara :

- *Dieu veut vous libérer de votre souillure et vous purifier !*

et il se joignit à eux sous le drap.

Le geste du prophète consiste en une main droite levée, de face, de manière à ce qu'elle transmette la puissance, la protection et la bénédiction. Cette main symbolise le don et la connaissance, manifestée par l'écriture. D'autre part, on lui accorde la vertu de protéger contre les maléfices et de repousser les effets du *mauvais œil.*

Ce mauvais œil correspond au principe du mal égyptien, personnifié par le dieu Seth, qui était l'entité responsable de tout le déséquilibre du monde. Qu'il s'agisse de la sécheresse ou des inondations, le dieu Seth illustrait le mal sous toutes ses formes. Il était l'ennemi avéré, permanent et acharné, du bon ordre des choses. Ainsi, la main de Fatima a le pouvoir de rééquilibrer ce qui ne l'est plus, de prodiguer la beauté, l'amour, la santé et la chance. C'est de là que viennent les bénédictions matérielles qui donnent la richesse et l'abondance, la fécondité et la prospérité.

Sur le plan spirituel, la main de Fatima représente la loi du Prophète car elle symbolise, par ses cinq doigts, les cinq dogmes fondamentaux du Coran. Cette représentation montre que ces cinq dogmes prennent leur source dans le Dieu unique, comme les cinq doigts émanent de l'unité de la main.

De plus, sur les vingt-huit phalanges, quatorze pour chaque main, sont réparties les vingt-huit lettres de l'alphabet (*hurûf*). Sur la main droite se placent les quatorze lettres lumineuses, liées au sud, sur la main gauche, les quatorze lettres obscures, liées au nord.

Lorsque tu invoques Dieu, recommande le Coran, *montre-lui l'intérieur de tes mains et non l'extérieur. Lorsque tu as fini, passe les deux mains sur ton visage.*

Dans les pays islamiques, à l'intérieur ou à l'extérieur des maisons, on place une main peinte, sculptée ou seulement dessinée, afin de la protéger, avec tous ceux qui y demeurent. De même, on tend les cinq doigts de la main droite vers une personne susceptible d'avoir le mauvais œil afin d'éviter ses maléfices. Le nombre cinq représente aussi les cinq personnages sacrés, Mohamed, Fatima, Ali, Hassen et Hussein.

La main de Fatima est le symbole le plus répandu du monde musulman. Cependant, ce symbole est beaucoup plus ancien que l'Islam, car à Babylone, se trouvait une tour surmontée d'une main droite consacrée au dieu Anu. Cette tour portait le nom de Zida, c'est-à-dire *Tour de la main droite*.

On remarque que la main de Fatima est représentée avec deux pouces. Il s'agit en fait d'illustrer la superposition de deux mains. Cette symbolique est surtout visible dans les pays du Maghreb, l'antique Numidie, depuis la frontière libyenne jusqu'aux îles Canaries. Lorsque les troupes arabes envahirent cette contrée, les Juifs demandèrent la protection aux Berbères et ceux-ci exigèrent le paiement d'une taxe. Ils arboraient alors la main de Fatima afin de justifier le paiement de la taxe et montrer qu'ils se mettaient sous sa protection.

HISTOIRE DU MAGNÉTISME ET DES MAINS QUI GUÉRISSENT

Les mains qui guérissent furent probablement la première médecine pratiquée par les hommes, il y a plusieurs.

Empiriquement, la main apaisante posée sur un membre blessé, ou la caresse affectueuse encourageant un homme à résister à la douleur, furent les premiers gestes préfigurant ce que Paracelse, puis Mesmer, appelèrent des millénaires plus tard, le *magnétisme curatif.* De nos jours encore, sans qu'il soit besoin de l'apprendre, la main maternelle, ou paternelle, se pose instinctivement sur le front de l'enfant fiévreux, simplement trop énervé pour parvenir à trouver le sommeil.

À travers ce geste, d'une grande simplicité, se dégage l'amour qu'un être peut donner, ainsi qu'une énergie mystérieuse qui jamais n'influence les aiguilles des appareils complexes et sophistiqués de notre science moderne.

Historiquement on relève, dans les prières de l'Egypte ancienne, dans les papyrus médicaux et les textes des pyramides, des injonctions et des recommandations qui ne laissent aucun doute sur la connaissance qu'avaient les prêtres-médecins des rives du Nil sur les possibilités et l'utilisation de l'énergie humaine.

Dans le texte sacré de l'un des papyrus trouvés sur le site de l'ancienne Thèbes, Georg Moritz Ebers, l'archéologue allemand, découvrit cette recommandation qui pourrait figurer dans un manuel actuel de magnétiseur :

- Pose ta main sur la douleur, et demande que la douleur s'en aille.

De même, dans le *Livre de la Sortie à la Lumière du jour* (appelé à tort le *Livre des Morts*), se trouve cette description qui n'est pas seulement une recommandation rituelle :

- *Je place les mains sur toi, Osiris, pour ton bien, pour te faire vivre.*

Dans son ouvrage intitulé *Traité des Mystères Egyptiens*, Jamblique rapporte que dans les temples certains prêtres étaient spécialisés dans l'imposition des mains et qu'ainsi ils soignaient les malades étendus sur des nattes. Les patients étaient tout d'abord magnétisés, de manière à ce qu'ils se trouvent dans un sommeil momentané, permettant aux prêtres médecins d'intervenir. Après cela, on leur prodiguait des soins plus approfondis. Cette méthode utilisant médecine et magnétisme amenait, selon les témoignages, de nombreuses guérisons. Comme le mentionnent les papyrus médicaux ces traitements comportaient plusieurs frictions médicales, que l'on ne peut s'empêcher de comparer à ce que les spécialistes modernes appellent des passes magnétiques.

Le double égyptien ou corps fluidique

Les peintures murales et les bas-reliefs égyptiens présentent souvent les personnages avec un double trait afin de montrer symboliquement l'existence de l'âme et de la conscience chez une même entité. Dans la pensée égyptienne, l'*ombre,* nommée Khaïbit, accompagnait l'homme dans tous ses déplacements et toutes ses transformations, au point qu'on a pu comparer ce double à l'ange gardien du christianisme. Cette représentation montre que tout ce qui est visible a sa contrepartie dans une autre dimension, invisible aux hommes, que l'on appelle le corps éthérique ou le corps fluidique.

C'est précisément cette partie que les magnétiseurs influencent dans leur traitement, et c'est aussi leur propre partie éthérique qui reçoit les informations nécessaires aux soins qu'ils dispensent. Par ce moyen, les sensations que les mots ne parviennent pas à décrire peuvent passer d'un être à un autre, engendrant une plus grande compréhension des malades et de leurs souffrances. Ce double dessiné autour des personnages de l'Egypte ancienne montre que les prêtres-médecins connaissaient la présence d'énergies que notre médecine actuelle ne reconnaît pratiquement plus. Elle aurait pourtant tout profit à l'étudier et à l'intégrer dans son enseignement habituel.

Lorsque les pharaons Ptolémée régnaient sur l'Egypte, la ville était la capitale intellectuelle et érudite du monde méditerranéen. Des savants de toutes origines s'y rencontraient, de sorte qu'Alexandrie était un creuset dans lequel la pensée philosophique et spirituelle intégrait des connaissances venues de Phénicie et de Chaldée, de Perse et de l'Inde, de la grande Grèce, de Rome et de la Gaule. Ces échanges de savoir et de sagesse accrurent considérablement la conscience que les hommes avaient d'eux-mêmes et de la place qu'ils occupaient dans l'univers.

En Grèce, naquit la doctrine pythagoricienne selon laquelle un principe universel maintient l'harmonie et l'équilibre entre tous les corps existant dans la nature. Les stoïciens mirent en avant l'existence d'un *fluide subtil* régissant tous les corps, leur donnant la possibilité d'agir les uns avec les autres et de communiquer entre eux d'une manière invisible mais permanente.

C'est ainsi que la médecine en vint à utiliser l'imposition des mains, selon la pratique des Asclépiades. Ce *magnétisme* avant la lettre était alors considéré comme un moyen tout à fait rationnel de soulager la souffrance humaine et de combattre ce qui permettait aux maladies de déranger l'harmonie universelle. On ne s'étonnera donc pas de découvrir dans *l'Iliade*, du poète Homère, que les guerriers soulageaient et guérissaient leurs maux par des passes que l'on appellerait “magnétiques” de nos jours. Par ailleurs, Pline, dans son œuvre majeure intitulée *Histoire naturelle*, souligne l'importance du fluide possédé par certains hommes qui opèrent des guérisons spectaculaires par l'imposition des mains. Cette pratique, écrit-il, possède une véritable vertu médicale.

Dans les temples romains, ce type de médecine était pratiqué couramment là où l'usage des frictions relevait du domaine d'Esculape, dieu de la médecine assimilé au dieu grec Asclépios. Il ne s'agissait pas simplement de massage car les termes de frictions et de passes (magnétiques) sont utilisés, aussi bien par Celse que par Galien. Provoquant un sommeil salutaire, ces frictions étaient prescrites par Asclépiade, et Plaute décrit dans son *Amphitryon* les gestes d'un magnétiseur qui faisait cesser les insomnies en *promenant doucement ses mains* sur la tête de son patient.

Ces différentes références montrent que ce que l'on appela par la suite *le magnétisme* fut pratiqué pendant des millénaires avant notre ère et que les plus grands noms de la sagesse et de la science cautionnèrent cette pratique, marginalisée aujourd'hui.

Le nom même de “magnétisme” provient d'un minéral que l'on connaissait sous le nom de *Pierre d'aimant,* très utilisé dans le monde ancien, qui provenait d'une petite ville d'Asie mineure nommée Magnésie. Aristote, Anaxagore et Thalès de Millet la connaissaient fort bien et son utilisation thérapeutique se poursuivit jusqu'au Moyen Âge.

On appliquait cette pierre aimantée sur le corps ou sur une blessure et la douleur s'atténuait, avant de disparaître totalement dans le meilleur des cas. La plaie pouvait également se refermer d'elle-même. La *Pierre d'aimant* fut l'objet d'un engouement qui dura plusieurs siècles, comme le confirment Aetius et Amida, ainsi que les écrits de Paracelse (1503), Kircher (1641) puis ceux de Lænnec, Trousseau, Maggirani, Luys et Moricourt.

Il faut cependant reconnaître que les propriétés de la *Pierre d'aimant*, comme de l'aimant lui-même, suscitèrent des théories quelque peu fantaisistes. En effet, on n'hésitait pas à considérer ce fluide comme une force universelle maintenant en équilibre tous les corps, vivants ou non. Selon ce principe, les maladies provenaient d'une perte ou d'une diminution de ce fluide ; c'est pourquoi, pour apporter la guérison, on devait essayer de rétablir l'intensité du fluide. Celui-ci pouvait également agir à distance, ce qui permettait aux praticiens de traiter des malades même s'ils n'étaient pas présents.

Nos techniques modernes permettent aujourd'hui de savoir qu'en plus de son action purement physique, l'aimant possède un grand pouvoir physiologique.

Les médecins du Moyen Âge, par l'imposition des mains et les passes, par le souffle et tous les procédés de projection que l'on appelle “magnétisme humain”, obtenaient aussi de nombreuses guérisons. C'est ce que note un certain Alexander Trallianus (Alexandre de Tralles), dans un ouvrage dans lequel il précise que l'effet de l'imposition des mains ainsi que les passes provoquent *l'élimination des principes morbides, calment, régularisent et tonifient.* Puis il souligne que *la volonté du praticien, et l'abandon* (confiance) *du patient* sont des attitudes qui activent le processus de guérison et amplifient les résultats désirés.

Pour sa part, le grand savant Avicenne (980-1037), dans son ouvrage *De Natura*, souligne l'importance de *l'influence irradiante* de l'organisme. De même, Basile Valentin, moine bénédictin et alchimiste du XIVe siècle, évoque *l'influence extérieure du corps humain* dans son ouvrage intitulé *Douze clefs de philosophie.* Il décrit ce que nous appelons de nos jours la radiesthésie, c'est-à-dire la détection, grâce au pendule et aux baguettes, de minerais dans le sous-sol, de sources ou de cours d'eaux.

Par ailleurs, Basile Valentin fut le premier à utiliser l'antimoine comme médicament et à décrire la fabrication de l'esprit-de-sel (acide chlorhydrique). Il explique également la manière de distiller l'eau-de-vie.

Toujours au XIVe siècle, Arnaud de Villeneuve (1235-1313), médecin et alchimiste catalan qui enseigna la médecine à Montpellier et à Paris, décrivit le rôle et l'action de l'imagination dans les maladies. Il ne tomba pas toutefois dans le piège de mettre la psychologie au cœur de toutes les maladies, comme le proposèrent longtemps après lui les partisans modernes de l'autosuggestion. Cependant, nombreux sont ceux qui voient en Arnaud de Villeneuve le précurseur d'Emile Coué (1857-1926) qui pensait que de nombreuses maladies pouvaient être soulagées ou guéries par l'hypnose et l'autosuggestion. Elles rétablissaient l'équilibre psychique et organique du patient.

Dans notre pays, la tradition royale ne fut pas étrangère à la pratique de l'imposition des mains. Chaque roi de France, lors de son couronnement, avait le pouvoir particulier de guérir un certain nombre de maux en touchant simplement les malades qu'on leur présentait.

Le toucher royal : quand les mains du roi guérissent les écrouelles

Appelées aussi *scrofules*, les écrouelles portent aujourd'hui le nom *d'adénites tuberculeuses*. La médecine constate qu'il s'agit d'une inflammation tuberculeuse atteignant notamment les ganglions lymphatiques du cou. Au Moyen Âge, les écrouelles étaient une maladie grave contre laquelle la médecine ne pouvait rien, sinon envoyer ses patients voir le roi après la cérémonie de son sacre ou lors des offices religieux. La pratique royale de toucher et de guérir miraculeusement les écrouelles aurait été introduite par Clovis (466-511), premier roi de France, bien que certains historiens assurent que ce serait Louis IX (Saint Louis) qui l'aurait inaugurée. Les premiers récits de guérison des écrouelles datent de son époque. Le rituel de guérison fut aussi élaboré sous son règne. Des moines et des médecins choisissaient les scrofuleux à présenter au roi, à la sortie de l'office religieux. Le roi s'avançait vers les malades, qui étaient agenouillés, et leur faisait, sur le front, l'imposition des mains, en disant *"Je te touche, Dieu te guérit"*. Des moines lui tendaient un linge afin qu'il s'essuie les mains après chaque bénédiction. D'autres moines relevaient celui qui venait d'être "touché" par le roi et lui remettait une bourse contenant un peu d'argent. Désormais, guéri, l'indigent devait quitter l'hospice où il avait trouvé refuge.

Lorsqu'au moment de son sacre, Clovis reçut l'onction du saint Chrême par l'évêque Saint Rémi, le nouveau roi reçut également du ciel le don miraculeux de guérir les écrouelles en les touchant simplement du bout des doigts. Après lui, tous ses successeurs purent accomplir ce geste guérisseur qui devint l'apanage de la royauté française. Cette tradition s'interrompit avec les héritiers de Clovis, pour ne reprendre que cinq siècles plus tard, sous les Capétiens.

Deuxième roi capétien (970-1031), Robert II le Pieux ne descendait pas, par le sang, du roi Clovis ; pourtant, ayant lui aussi reçu par son sacre (Reims, 991) l'onction de la Sainte Ampoule, il eut le don de guérir de nombreuses maladies, en plus des écrouelles. Selon les commentateurs de son temps, Robert le Pieux, roi très chrétien comme son surnom l'indique (il composa des cantiques qui furent longtemps chantés dans les églises) pouvait guérir, par un simple effleurement de ses mains, certaines maladies qui *semblaient disparaître sous ses paumes.*

À dater de son règne, deux actes légitimeront les rois de France : leur sacre dans la cathédrale de Reims où leur sera donnée l'onction de l'huile sainte par les autorités de l'Eglise et “la divine Providence”, le pouvoir de toucher les écrouelles et de les soigner. Cela fera des souverains français des médiateurs entre Dieu et la population du royaume. Cette relation privilégiée, admise par tous jusqu'au Siècle des Lumières, découlait du raisonnement suivant : *si le roi peut guérir les malades lorsqu'il a reçu le Saint Chrême, c'est qu'il est bien le roi voulu par le ciel.*

Ce pouvoir fut magnifiquement utilisé par Louis IX, dit Saint Louis (1215-1270), qui chaque jour, après avoir entendu la messe, touchait les écrouelles de ceux qui le sollicitaient à la sortie de l'office. Ce roi mystique, par ailleurs appelé "roi prêtre", est à l'origine de nombreux hôpitaux, parmi lesquels le Quinze-Vingts, pour les aveugles, et l'Hôtel-Dieu, à Paris.

Cependant, c'est sous le règne de Philippe le Bel que “le toucher royal” devint célèbre. Deux siècles après Robert le Pieux, et quelques années après la mort de Louis IX, son grand-père, Philippe IV (1268-1314) est sacré roi de France (1286) et, comme les autres rois, reçoit à son tour le don de toucher les écrouelles. Le ciel semble avoir été particulièrement généreux avec ce roi, pourtant décrié par la plupart des historiens pour avoir trafiqué les monnaies et détruit le prestigieux ordre des Templiers, ces moines-soldats de la Terre sainte. La renommée de guérisseur de Philippe le Bel dépassait largement les frontières de son royaume.

On venait de partout pour profiter du don de ce “roi aux doigts miraculeux”. Bien que la maladie des écrouelles frappât surtout les pauvres souffrant de malnutrition permanente et de manque d'hygiène, des nobles et des bourgeois sollicitaient également cette guérison dite “surnaturelle”.

C'est ainsi qu'en 1307, parmi les malheureux qui s'agglutinaient devant la chapelle où le roi venait de prier, une jeune malade se fit remarquer par la richesse de ses vêtements, preuve de son rang. Cette personne de qualité, se nommait Jeanne de la Tour. Cela explique que son nom ait été retenu par Renaud de Corbie, fonctionnaire royal chargé de noter scrupuleusement le compte des largesses royales. Jeanne de la Tour souffrait des écrouelles, des bubons blanchâtres qui bourgeonnaient sous l'une de ses oreilles.

La séance de soins est notée avec un grand luxe de détails. Sortant de la chapelle, Philippe IV s'approche de Jeanne de la Tour qui tombe aussitôt à genoux tandis qu'il se penche sur elle et fait un signe de croix sur son cou. De sa main dégantée, il touche alors les écrouelles sans aucune hésitation. Chacun observe alors qu'il adresse à Dieu une courte prière dont personne n'a révélé les paroles. Avant lui, Saint Louis murmurait déjà, ainsi que Charles V (1337-1380), dans des occasions semblables. Par la suite, on entendra distinctement François Ier déclarer : "*Je te touche, Dieu te guérit.*" Le roi, par ces mots, devenait l'intercesseur entre le malade et la compassion divine. Des paroles presque identiques étaient pronnoncées par les apôtres du Christ lorsqu'ils pratiquaient l'imposition des mains : “*Au nom du Seigneur, j'implore la miséricorde divine*”.

Selon le rituel mis en place par ses prédécesseurs, le

roi Philippe donne l'ordre au portier royal de remettre à Jeanne de la Tour soixante sous, une somme qu'il fera remettre de la même manière à tous ceux qui auront le privilège d'être touchés comme elle. À titre de comparaison, il faut savoir qu'à cette époque un ouvrier agricole recevait un salaire d'environ un sou par semaine.

Comme Jeanne de la Tour, de nombreux malades faisaient le voyage pour être touchés par le roi. C'est ainsi que Renaud de Corbie put noter les noms de Marguerite de Lorraine, Agnès d'Elbeuf et d'un certain Guilhem, venu de Bigorre. D'autres malades, de tous âges et de toutes conditions, arrivaient d'Italie ou des Flandres.

Il est difficile d'imaginer ce que le toucher royal représentait pour le peuple. Chacun admettait que la guérison dépendait autant du don qu'avait reçu le roi que de l'intensité de la foi du malade. Aussi, lorsque la guérison ne venait pas, on supposait que le malade avait commis des péchés si graves que Dieu n'avait pu lui pardonner.

En relation directe avec le toucher royal, des *Toucheurs* exerçaient une fonction semblable. Ils imposaient les mains ou *frictionnaient* les malades, parfois avec succès. La tradition de la guérison des écrouelles perdit peu à peu de son intensité, notamment sous la Renaissance, où il était de bon ton de dénoncer les superstitions médiévales. Henri IV, dès son sacre, toucha les écrouelles mais ses successeurs ne pratiquèrent plus cet acte et le “pouvoir sacré” tomba dans l'oubli. Charles X fut, en 1830, le dernier roi à tenter de soigner les écrouelles, sitôt après son sacre, dans une indifférence presque totale. La presse de l'époque, pourtant fort active, n'a d'ailleurs rapporté aucun cas de guérison...

La guérison des écrouelles a suscité, notamment, la verve de Voltaire qui, dans son *Dictionnaire Philosophique* déclarait : “*Cette maladie fut traitée de divine, parce qu'il n'était pas au pouvoir humain de la guérir*”. Il ajoute : “*Des moines imaginèrent que des rois, en qualité d'images de la Divinité, pouvaient avoir le droit d'opérer la cure des scrofuleux, en les touchant de leurs mains qui avaient été ointes*”.

En effet, le pouvoir du toucher royal avait des limites puisque les reines, qui n'étaient que femmes de rois, ne guérissaient pas les écrouelles "*parce qu'elles n'étaient pas ointes aux mains*". Seule la reine Élisabeth Ier d'Angleterre (1533-1603), les aurait guéries sans difficulté ; elle était en effet reine-souveraine. Et Voltaire de conclure : "*Cette mode sacrée passa quand le raisonnement [la raison des Lumières] arriva.*"

Le magnétisme depuis Paracelse

Le magnétisme fut une pratique sacrée dans l'Antiquité, une connaissance transmise de prêtres en prêtres, avec des méthodes différentes selon les temples, en Égypte notamment, et selon les écoles philosophiques. En Grèce, ce que nous appelons aujourd'hui le magnétisme a traversé les millénaires sans avoir fait l'objet d'une spécialisation, sans que des maîtres aient mis tout leur savoir à son service exclusif. C'est la raison pour laquelle il n'existe pas d'ouvrage ancien sur le magnétisme décrivant et expliquant les massages (ou frictions), les passes que pratiquaient les médecins. Ils les incluaient, tout naturellement, dans le traitement de leurs patients. Qu'il ait été un art réservé aux praticiens, ou qu'il ait été considéré comme sacré et faisant l'objet d'un enseignement initiatique réservé à une petite élite, le magnétisme n'a jamais été divulgué dans la population des différentes cultures de notre civilisation.

Il faudra attendre le XVIe siècle pour que le médecin et alchimiste suisse Paracelse (1493-1541) mette scientifiquement en relation les énergies, les fluides cosmiques et les fluides du corps humain, laissant ainsi à des *connaissants* (initiés), l'art de réunir ces deux sortes d'énergies.

Cette conception de la vie invisible, de l'homme et de l'univers, lui avait peut-être été suggérée par une initiation ésotérique dont nous ne savons rien, mais également par les écrits et les travaux de son contemporain Corneille Agrippa, médecin et alchimiste allemand (1486-1535) installé successivement à Cologne, puis à la Cour de Savoie. Agrippa affirmait que les êtres s'influencent les uns les autres, de manière invisible mais puissante, et il soutenait que c'était là une qualité qui avait une immense importance dans la médecine.

Après les théories de Paracelse et d'Agrippa qui osèrent, les premiers, donner quelques fondements théoriques au magnétisme, vinrent René Descartes (1596-1650), puis Isaac Newton (1642-1727) qui écrivait dans son Troisième livre des *Principes mathématiques de la philosophie naturelle* :

"*Il faut ajouter quelque chose sur cette espèce d'esprit très subtil qui pénètre à travers tous les corps solides et qui est caché dans leur substance. C'est par la force et l'action de cet esprit* [fluide] *que les particules des corps s'attirent mutuellement lorsqu'elles sont proches, et qu'elles se réunissent lorsqu'elles sont contiguës. C'est par lui que les corps électriques agissent à de grandes distances, autant pour attirer que pour repousser les corpuscules voisines. Toutes les sensations sont excitées, et les membres des animaux s'animent par les vibrations de cet esprit* [fluide] *qui se propage des organes extérieurs des sens par le réseau des nerfs.*"

Ce texte annonce une théorisation du magnétisme en tenant compte des concepts philosophiques du prêtre italien Marsile Ficin (1433-1499), helléniste et ami de Paracelse, ainsi que du philosophe Pietro Pomponazzi (Pomponace). Celui-ci écrivit vers 1495 un traité intitulé *Admirables effets de la Nature* (ouvrage condamné par Rome), dans lequel il soulignait l'importance de la volonté de l'homme et des effets de celle-ci sur son propre corps et sur les corps voisins.

“ *Il y a des hommes qui ont des propriétés salutaires et puissantes. Ces propriétés s'exhalent par la force* [l'impulsion] *de l'imagination et du désir, et produisent, sur les corps qui les reçoivent, des effets remarquables. L'âme* [la force psychique] *exerce son empire par la transmission de certaines vapeurs* [fluides ou énergies] *extrêmement subtiles.* ”

La révélation de Mesmer

Ce que Paracelse avait découvert des fluides et énergies relevait des connaissances initiatiques transmises depuis l'Antiquité, auxquelles s'ajouta, de siècle en siècle, un savoir empirique acquis par des praticiens peu soucieux de noter le fruit de leurs expériences. Le docteur alchimiste Paracelse concevait les fluides (magnétiques) comme provenant d'émanations cosmiques. Après lui, apparut peu à peu la certitude qu'il existait un magnétisme généré par l'individu lui-même. L'homme recevait toujours les énergies ou fluides célestes, mais on tenait pour certain, désormais, qu'il pouvait les dispenser volontairement à d'autres individus, sans passer par un quelconque intermédiaire. Après Paracelse, un chimiste flamand, Van Helmont, écrivit et publia (1621) un livre intitulé *"Sur le traitement magnétique des plaies"* qui reprenait, d'une manière plus pragmatique, l'ensemble des théories concernant le magnétisme.

Cette thèse, oubliée pendant plus d'un siècle, fut reprise par le médecin viennois Franz Anton Mesmer (1734-1815) et remise à l'honneur de façon spectaculaire à Vienne, puis à Paris où il s'était installé en 1778. Ce docteur de l'Université de Vienne attira auprès de lui, pendant six ans, une foule considérable de malades venus se soigner autour de son célèbre baquet.

La méthode mise en pratique par Mesmer, aussitôt appelée le *mesmérisme*, consistait à réunir des patients autour d'un baquet plein d'eau dans lequel le médecin avait dilué de l'acide sulfurique. Ils plaçaient dans ce baquet des tiges de fer que les malades appliquaient sur leurs affections tout en étant en contact permanent les uns avec les autres. Cette grande cuve n'était autre qu'un accumulateur de fluide ; elle contenait également de la limaille de fer, du verre pilé et du sable, le tout étant relié à des conducteurs.

Pendant que les patients pressaient le métal sur leurs

affections tout en tenant l'un des conducteurs, Mesmer pratiquait sur eux des passes magnétiques. Il y eut des résultats spectaculaires et le docteur Mesmer connut un grand succès public. C'est à lui que l'on doit l'expression de *magnétisme animal*.

Dans l'histoire du magnétisme, Mesmer fit la transition entre la théorie du magnétisme céleste et l'idée élémentaire qui ne considérait que la radiation fluidique individuelle. Son influence fut immense puisque le roi de France lui-même (Louis XVI) lui offrit vingt mille livres de rente et un loyer de dix mille livres afin de fonder une école. Par la suite, on organisa une souscription publique qui réunit trois cent cinquante mille livres grâce auxquels on devait créer un établissement destiné aux soins et à l'enseignement. Parmi les souscripteurs, se trouvaient des médecins, des chirurgiens et des savants, le comte de Pastoret, procureur général de l'Ordre de la Charité, ainsi que de nombreuses autres personnalités de l'époque. Mesmer fut cependant rejeté par la communauté scientifique qui le condamna comme charlatan dans une commission spéciale réunie en 1784. Malgré cela, aujourd'hui encore, le mesmérisme est toujours synonyme de magnétisme. Il est par ailleurs à l'origine de découvertes notoires, notamment en ce qui concerne le biomagnétisme et l'hypnotisme.

Le docteur Mesmer a résumé lui-même sa doctrine, le mesmérisme, en vingt-sept propositions qui ne manqueront pas d'interpeller les chercheurs de notre temps :

1 - Il existe une influence mutuelle entre les Corps célestes, la Terre et les Corps animés.

2 - Ce fluide, universellement répandu, est constitué de manière à ne souffrir aucun vide. Sa subtilité ne permet aucune comparaison et il est par sa nature susceptible de recevoir, propager et communiquer toutes les impressions du mouvement. Il est le moyen de cette influence.

3 - Cette action réciproque est soumise à des lois mécaniques, inconnues jusqu'à présent.

4 - Il résulte de cette action des effets alternatifs qui peuvent être considérés comme un flux et un reflux.

5 - Ce flux ou ce reflux est plus ou moins général, plus ou moins particulier, plus ou moins composé selon la nature des causes qui le déterminent.

6 - C'est par cette opération (la plus universelle de celles que la Nature nous offre) que les relations d'activité s'exercent entre les corps célestes, la terre et ses parties constitutives.

7 - Les propriétés de la matière et des corps organisés dépendent de cette opération.

8 - Le corps animal éprouve les effets alternatifs de cet agent et c'est en s'insinuant dans la substance des nerfs qu'il les affecte immédiatement.

9 - Il se manifeste particulièrement dans le corps humain des propriétés analogues à celles de l'aimant ; on y distingue des pôles également divers et opposés, qui peuvent être communiqués, changés, détruits ou renforcés. Le phénomène même de l'inclinaison y est observé.

10 - La propriété du corps animal qui le rend réceptif à l'influence des corps célestes et de l'action réciproque de ceux qui l'environnent, manifestée par son analogie avec l'aimant, m'a déterminé à la nommer “ *Magnétisme animal* ”.

11 - L'action et la vertu du magnétisme animal, ainsi caractérisées, peuvent être communiquées à d'autres corps animés et inanimés. Les uns et les autres en sont plus ou moins “susceptibles”.

12 - Cette action et cette vertu peuvent être renforcées et propagées par ces mêmes corps.

13 - On observe lors des expériences, l'écoulement d'une matière dont la subtilité pénètre tous les corps sans perdre de son activité.

14 - Son action a lieu à une distance éloignée, sans le secours d'aucun corps intermédiaire.

15 - Elle est augmentée et réfléchie par les glaces, comme la lumière.

16 - Elle est communiquée, propagée et augmentée par le son.

17 - Cette vertu magnétique peut être accumulée, concentrée et transportée.

18 - J'ai dit que les corps animés n'en étaient pas également susceptibles : il en est même, quoique très rarement, qui ont une propriété si opposée que leur seule présence détruit tous les effets de ce magnétisme dans les autres corps.

19 - Cette vertu opposée pénètre également tous les corps. Elle peut être communiquée, propagée, accumulée, concentrée et transportée, réfléchie

par les glaces et propagée par le son, ce qui constitue non seulement une privation, mais une vertu opposée positive.

20 - L'aimant, soit naturel, soit artificiel est, ainsi que les autres corps, susceptible de magnétisme animal, et même de la vertu opposée, sans que ni dans l'un, ni dans l'autre cas, son action sur le fer et l'aiguille ne souffre aucune altération. Cela prouve que le principe du magnétisme animal diffère essentiellement de celui du minéral.

21 - Ce système fournira de nouveaux éclaircissements sur la nature du feu et de la lumière, ainsi que sur la théorie de l'attraction, du flux et du reflux, de l'aimant et de l'électricité.

22 - Il fera connaître que l'aimant et l'électricité artificielle n'ont à l'égard des maladies que des propriétés communes avec plusieurs autres agents que la nature nous offre. S'il est résulté des effets utiles de l'administration de ceux-là, ils sont dus au magnétisme animal.

23 - On reconnaîtra par les faits, d'après les règles pratiques que j'établirai, que ce principe peut guérir immédiatement les maladies de nerfs ou autres maladies de même ordre.

24 - Qu'avec son secours, le médecin est éclairé sur l'usage des médicaments, qu'il perfectionne leur action et qu'il provoque et dirige les crises salutaires, de manière à s'en rendre maître.

25 - En communiquant une méthode, je démontrerai par une théorie nouvelle des maladies, l'utilité universelle du principe que je leur oppose.

26 - Avec cette connaissance, le médecin jugera sûrement l'origine, la nature et les progrès des maladies, même les plus compliquées ; il en empêchera l'accroissement et parviendra à leur guérison, sans jamais exposer le malade à des effets dangereux ou des suites fâcheuses, quels que soient l'âge, le tempérament et le sexe. Les femmes, durant la période de grossesse et lors des accouchements, jouiront du même avantage.

27 - Cette doctrine, enfin, mettra le médecin en état de bien juger du degré de santé de chaque individu et de le préserver des maladies auxquelles il pourrait être exposé. L'art de guérir parviendra ainsi à sa dernière perfection.

Mesmer et le magnétisme face aux scientifiques de l'époque

Disciple de Mesmer, le docteur d'Eslon voulut exposer devant l'Académie de Médecine le bien-fondé des théories et des pratiques de son maître sur le magnétisme. Cependant, sans même l'écouter, les membres de l'Académie, ses confrères, délibérèrent et décidèrent de rejeter le docteur d'Eslon de leur assemblée s'il ne reniait pas, avant la fin de l'année en cours, ses observations sur la doctrine mesmérienne.

Au mois de mai 1788, le roi Louis XVI, averti des guérisons réalisées par Mesmer, nomma une commission chargée d'examiner la question. Devant leur indécision et leurs dissensions, on décida de nommer d'autres examinateurs choisis parmi les membres de la Société Royale de Médecine.

Après diverses tentatives d'intimidation destinées à réfuter la réalité du magnétisme, un rapport fut établi après différents tests et expériences. Le rapporteur de la commission affirmait notamment :

“ *Les malades sont soumis à celui qui les magnétise ; ils ont beau être dans un assoupissement profond, sa voix, son regard, un signe de lui les en retire. On ne peut s'empêcher de reconnaître à ces effets constants une grande puissance qui agite les malades, les maîtrise et dont celui qui magnétise semble être le dépositaire.* ”

Cependant, il concluait son rapport en affirmant de manière péremptoire l'inexistence du magnétisme animal.

À défaut d'avoir définitivement remplacé la médecine allopathique, le mesmérisme survit de nos jours, ne serait-ce qu'en raison de l'impulsion qu'il donna aux pratiques de soins et au terme de magnétisme qu'il a offert au domaine public. Depuis le médecin viennois, on ne regarda plus de la même manière les phénomènes magnétiques et les guérisons qui s'opéraient grâce à lui eurent un retentissement à travers toute l'Europe.

C'est la raison pour laquelle de nombreux héritiers purent se prévaloir de ses découvertes et des innovations qu'il avait apporté aux antiques frictions et passes apaisantes des prêtres des temples égyptiens.

Désormais, consulter ou se faire traiter par un magnétiseur ne relève plus de la croyance obscurantiste, mais simplement d'une volonté de changer de thérapie.

Le Marquis de Puységur

Le marquis de Puységur (1751-1825) fut tout d'abord gouverneur de l'école militaire de La Fère, puis maréchal de camp. Ancien élève de Franz Anton Mesmer, le marquis renonça à sa brillante et prometteuse carrière pour se consacrer uniquement aux soins des malades, grâce notamment aux leçons que lui avait prodiguées son maître.

Puységur assurait que la confiance, la volonté dirigée vers un but noble et élevé ou vers un objectif positif, l'intention foncière de réaliser ce que l'on porte en soi, sont les éléments essentiels permettant de soigner et soulager les souffrances des malades atteints de maux physiques ou psychiques.

Délaissant le trop spectaculaire baquet de Mesmer, il en conserva cependant le principe qu'il étendit à toute chose existant dans le monde terrestre. Selon lui, le magnétisme humain n'était qu'une des facettes du magnétisme universel qui se manifestait, quant à lui, dans toute la nature. Fort de cette certitude, il magnétisa les grands arbres de sa propriété de Buzancy et plaça autour de leur tronc, et en contact avec eux, les malades qui suivaient son traitement. Ainsi le magnétisme universel rééquilibrait les énergies défaillantes comme le ferait une centrale dans un réseau électrique.

En 1734, Puységur découvrit fortuitement le somnambulisme alors qu'il magnétisait un jeune homme souffrant d'une pneumonie. Affaibli par la maladie, le patient ne put soutenir la puissance du traitement et s'endormit. Le médecin qui le traitait l'entendit soudain parler de ce qui le préoccupait le plus.

Puységur raconte que le jeune homme parlait tout haut de ses affaires. "*Lorsque je voyais ses idées devoir l'affecter d'une manière désagréable, je les arrêtais et je cherchais à lui en inspirer de plus gaies ; il ne me fallait pas pour cela de grands efforts ; alors je le voyais content, s'imaginant tirer à un prix, danser à une fête, etc. Je nourrissais en lui ces idées, et par là je le forçais à se donner beaucoup de mouvement sur sa chaise, comme pour danser un air qu'en chantant mentalement je lui faisais répéter tout haut...* "

Deleuze

Bibliothécaire du Muséum d'histoire naturelle, Deleuze (1754-1835) ne fut pas innovateur, ni auteur de grands principes. Cependant, les magnétiseurs et les patients lui doivent de nombreuses expérimentations. Il sut observer la façon dont le magnétiseur utilise ses mains pour agir sur l'énergie d'un patient, à la fois sur le plan psychique et sur le plan physiologique. L'observation de cette double influence lui permit de comprendre comment doit s'établir la relation entre le magnétiseur et le magnétisé. Il souligna l'importance de cette relation consciente avant d'entreprendre une expérience ou avant de débuter un traitement.

Baron du Potet de Sennevoy

Le Baron du Potet (1786-1881) fut un magnétiseur enthousiaste et doté de grandes capacités. Il fut célèbre très tôt, notamment grâce à de spectaculaires guérisons obtenues non seulement par la rapidité avec laquelle il opérait, mais aussi par l'intensité et la puissance de son énergie magnétique.

Au cours de l'année 1820, à Paris, le Baron du Potet eut l'autorisation de faire une démonstration à l'Hôtel-Dieu devant le docteur Husson, médecin en chef de l'hôpital. Cette expérience, observée avec plus de scepticisme que de sympathie, l'amena à magnétiser une malade chronique que tous les traitements habituels n'avaient pu guérir. De plus cette patiente, qui vomissait sans cesse, était atteinte de cachexie. Elle était ainsi d'une faiblesse extrême. Aussitôt que le Baron du Potet eut pratiqué sur elle sa première séance, les spasmes qui la faisaient souffrir s'apaisèrent. Après vingt-sept jours de traitement, elle quittait l'hôpital, totalement guérie.

Le Baron du Potet fut appelé dans plusieurs autres hôpitaux parisiens dans lesquels il intervint et où il obtint des résultats qui, selon Louis Figuier dans son *Histoire du Merveilleux*, "*étaient à faire tomber à la renverse les plus robustes adversaires du magnétisme*".

Malgré tous ces exemples probants et dûment vérifiés, le Baron ne fit pas école et la médecine officielle ne retint pas son traitement dans son arsenal thérapeutique. “Les mains guérisseuses” n'entrèrent pas à la faculté de médecine.

Lafontaine

Au XIXe siècle, un autre grand magnétiseur a laissé son nom à la postérité. Il se nommait Lafontaine (1803-1892) et regardait le magnétisme comme un principe physique soumis en grande partie à l'action de la volonté, tant du patient qu'à celle du praticien. Refusant les théories traditionnelles et ésotériques, Lafontaine voulait montrer par ses expériences la réalité de l'agent magnétique utilisé par ses prédécesseurs.

D'autre part, Lafontaine sut conquérir un public important car il était à la fois un thérapeute de qualité et un propagandiste convaincant. Cependant, alors qu'il endormait un patient en public sur la scène du Théâtre de Manchester, le Docteur Braid, médecin local, qui l'observait scrupuleusement, découvrit que le patient fixait un objet métallique brillant. Refusant d'admettre la réalité du fluide magnétique, Braid considéra que seul l'hypnotisme était en activité dans le sommeil provoqué.

Peu après, le Docteur Braid refit l'expérience avec d'autres patients. Il obtint également un sommeil provoqué, simplement par la fixation d'un objet. Il donna un nom à cette méthode qui ne devait rien au magnétisme : l'hypnotisme. Braid se garda bien, cependant, de rappeler que Lafontaine et ses prédécesseurs provoquaient le sommeil de leurs patients sans procédé de fascination, les faisant entrer dans un sommeil magnétique parfois à leur insu, juste par l'imposition des mains.

La démonstration du Docteur Braid et de l'hypnotisme fit un grand tort aux magnétiseurs que l'on mêla contre leur gré aux “fascinateurs” et “suggestionneurs”, aux montreurs de foires et aux artistes de music-hall, adeptes du célèbre : *Dormez, je le veux !*

Hector Durville

Pendant la seconde partie du XIXe siècle, le magnétisme fut magnifiquement représenté par Hector Durville (1849-1923) qui est d'ailleurs resté un maître inégalé de cette science que grâce à lui on peut désormais appeler un art.

En effet, Hector Durville fut un expérimentateur intègre et méthodique, doué d'un charisme puissant qu'il sut utiliser en toutes circonstances et avec tous ceux qu'il rencontrait ou soignait. Il établit un ensemble de lois concernant le magnétisme et ses effets. Jamais ses prédécesseurs n'avaient été aussi loin, et personne après lui n'a égalé la qualité et le sérieux de ses recherches.

Hector Durville démontra et expliqua notamment comment se manifeste le magnétisme. Il montra ensuite qu'en plus du magnétisme physique transmis par les mains, l'être humain rayonne une influence psychique pouvant permettre, dans des conditions précises, la télépathie (transmission de pensée) et la suggestion mentale.

Ses recherches le conduisirent ainsi tout naturellement dans un domaine que n'avaient pas découvert ses prédécesseurs : le *psychisme*, comportant entre autres le dédoublement et l'extériorisation. Il mit ainsi au point une technique très fiable afin de produire et contrôler ce phénomène pressenti par les ésotéristes, et parfois suggéré dans les récits mythologiques. Le travail et la doctrine du docteur Hector Durville laissèrent une trace indélébile dans l'art du magnétisme. Il mettait son talent au service des malades mais également de la recherche scientifique. Outre ses nombreux élèves, innombrables furent les chercheurs qui empruntèrent les voies qu'il avait définies ou seulement suggérées. Hector Durville a grandement contribué à la diffusion du magnétisme en Europe et dans le monde.

Depuis cette époque où la théorie de l'ondulation avait en partie pris le pas sur l'ancienne théorie de l'émission, les phénomènes dus au magnétisme ne suscitent plus de grands débats, ni la vindicte de ceux qui y sont foncièrement opposés. Les magnétiseurs peuvent vivre de leur art sans complexe, même si cette profession de thérapeutes se divise en plusieurs écoles comprenant le magnétisme, l'hypnotisme sensoriel, l'hypnotisme par suggestion et l'autosuggestion.

Une vision moderne du magnétisme

Selon le Professeur Yves Rocard (père de Michel Rocard, ancien Premier ministre), les médecines traditionnelles reposent sur l'électromagnétisme du corps humain. Le professeur ajoutait que la moitié de la population, sans avoir de dons particuliers ni de capacités exceptionnelles, pouvait guérir par le magnétisme, car chacun possède la capacité de se rééquilibrer, de se soigner et d'aider les autres.

Ces affirmations montrent que même si notre société technologique a abandonné depuis longtemps ces pratiques, les anciennes traditions pourraient très aisément être reprises et améliorées encore de nos connaissances actuelles.

De plus, lorsque l'on associe le pouvoir transmetteur d'énergie de la main, la force du toucher magnétique et le pouvoir de la parole bienfaisante, l'énergie vitale circule alors bien mieux dans l'organisme du malade.

Malgré cela, il serait illusoire de penser guérir par le magnétisme et l'imposition des mains sans avoir au préalable suivi un enseignement précis, contrôlé par des maîtres, eux-mêmes largement expérimentés.

Cela exige de la persévérance et de la volonté. Il faut, en premier lieu, tester et mesurer la sensibilité des mains et apprendre les gestes indispensables en relation avec le but que l'élève s'est donné. Après cela, il faut travailler la maîtrise et la confiance en soi, contrôler son émotivité et ses suggestions et veiller continuellement à sa propre santé, physique et morale.

Il ne faut jamais oublier qu'un traitement par le magnétisme des mains n'exclut jamais la consultation médicale normale, à moins que le magnétiseur ne soit lui-même médecin. En effet, nul n'a le droit d'établir un diagnostic médical, ni de prescrire des médicaments s'il n'est pas médecin.

Contrairement à une idée reçue, ces précautions ne sont pas dirigées spécialement contre les magnétiseurs, car **on sait qu'il existe plusieurs contre-indications interdisant le magnétisme. C'est notamment le cas lorsqu'il s'agit d'ulcère à l'estomac, de tuberculose, de calculs vésicaux et rénaux ou de psoriasis**.

On peut également souligner le fait, reconnu par tous, que le magnétisme ne possède pas en lui-même de propriétés thérapeutiques. En réalité, il permet de rééquilibrer les énergies existantes et disponibles d'un organisme déséquilibré par la maladie, un stress ou un surcroît de tension.

LES MAINS ET LE MAGNÉTISME

On doit toujours considérer que le corps humain a reçu le pouvoir de se reconstituer lorsqu'il a été créé.

Edgar Cayce

Bien que réel, le magnétisme n'influence pas les appareillages perfectionnés des scientifiques, de même que la puissance et la volonté réunies ne perturbent pas une boussole, laquelle ne perd jamais le Nord.

La question qui se pose alors est :

Qu'est-ce que le magnétisme et de quoi est-il fait puisqu'il n'est en rien magnétique, selon les critères de la technologie moderne ?

Les mots *fluide*, *énergie psychique*, *énergie vitale* ou *énergie animale*, *vibration*, et aujourd'hui *bioénergie*, qui désignent ce qui passe entre deux personnes, ne renseignent en rien le chercheur scientifique et celui qui tente de comprendre physiquement le phénomène.

Aussi anciennes soient-elles, toutes les descriptions font appel à des constatations qui, toutes, reposent sur l'exploitation de cette énergie vitale par des moyens entièrement empiriques.

Puisqu'aucun terme ne correspond exactement à ce que l'on entend par le phénomène de l'imposition des mains et des passes guérisseuses, il est plus judicieux, par défaut, de conserver les termes de “magnétisme” et de “magnétiseur”. Cela ne change rien au fait que des souffrances seront atténuées ou supprimées et que des praticiens parfois sans aucune connaissance médicale pourront soulager leurs semblables.

L'action des magnétiseurs repose sur quelques principes irréfutables que chacun peut comprendre et vérifier, sans pour cela posséder un bagage scientifique particulier. Ces principes s'appliquent aux magnétiseurs mais aussi aux magnétisés qui sont non seulement des récepteurs mais également des émetteurs, comme l'avaient observé les chercheurs du XIXe siècle.

Le premier principe considéré est le principe d'énergie qui veut que tout organisme vivant, de la molécule à l'être humain, possède une énergie qui règle son existence, qui l'anime et rayonne de lui, comme le montrent les dessins égyptiens qui doublent le trait de leurs personnages.

Cette énergie vitale peut être en pleine harmonie avec l'ensemble des organes constituant l'être vivant et émettre tout autour d'elle cette qualité. Elle peut également être faible et influençable et dénoter, ou engendrer, des problèmes pathologiques ou physiologiques. Elle peut conduire aux pires désordres, du corps entier ou de l'un de ses organes.

Le pire est évidemment la disparition de cette énergie vitale, qui signifie alors la mort physique. L'énergie vitale est cependant tributaire de l'âme, appelée aussi conscience des désirs, des passions et de la volonté, qui l'influencent à des degrés divers en la dirigeant vers l'harmonie ou le désordre.

C'est principalement cette énergie qui sera touchée, harmonisée par le magnétiseur, si lui-même est un être équilibré et en pleine possession de ses moyens.

On ajoutera encore à ces qualités l'influence de ses intentions, sa volonté personnelle, altruiste ou intéressée.

On se souviendra de l'exemple des saints et des apôtres qui, au moment de l'imposition des mains sur un malade, ne revendiquaient pas leur pouvoir mais invoquaient leur Seigneur, seul capable de guérir les maladies des hommes. Ainsi réussissaient-ils à réunir l'énergie spirituelle et l'énergie physique en un seul lieu et simultanément.

"*Seigneur, guéris cette femme ! Seigneur, guéris cet homme !*" était la prière la plus fréquente qu'ils élevaient vers le ciel, témoignant de la prudence que tout magnétiseur doit avoir envers sa volonté, ses désirs ou ses répulsions.

Ce pouvoir permettant un transfert d'énergie, ou le rééquilibrage de l'énergie d'une autre personne, exige une grande force de la part du magnétiseur. Il doit prendre des temps de repos et observer une hygiène de vie très stricte afin de régénérer rapidement son énergie. Le magnétiseur ne doit jamais oublier qu'il doit "transmettre" et que, ce faisant, il transmet aussi une part de sa propre énergie.

Dans ce rapport entre magnétiseur et magnétisé, le premier joue le rôle de "pôle positif" et le second de "pôle négatif". Ainsi, le premier apportera au second l'énergie qui lui fait défaut, tandis que le second, le récepteur, émettra inconsciemment ses besoins profonds et signalera les ruptures d'énergie menaçant son équilibre. Cet échange passe par le contact, proche ou éloigné, des mains du magnétiseur.

En effet les contacts, souvent non physiques, se réalisent par les mains de celui qui opère. Dans ce cas les doigts, comme le montrent les représentations sacrées anciennes, seront les vecteurs dirigeant l'énergie du magnétiseur vers les points récepteurs du malade magnétisé. Aucun appareil n'est nécessaire pour vérifier ces opérations de transfert puisqu'il s'agit précisément d'une énergie non quantifiable.

Ce sont ces fonctionnements qu'avaient découverts les anciens médecins ou prêtres guérisseurs, lorsqu'ils tentaient d'analyser le phénomène de l'imposition des mains ou le miracle des passes magnétiques sur un corps malade.

La magnétite

Des savants et scientifiques tels Mesmer, Kirlian, Iodko, Darget, David, Durville, Rocard, français, russes et allemands... ont tenté de démontrer au corps médical que le magnétisme existait réellement. Cependant, il fallut attendre les révélations et les travaux du biologiste anglais Baker pour découvrir que l'homme possède naturellement dans son corps de l'oxyde de fer magnétique. Celui-ci se présente sous forme de cristaux de magnétite, dans des endroits aussi différents que les arcades sourcilières, les coudes, les genoux, les tendons d'Achille, l'attache des muscles lombaires et la nuque.

Après cette première et grande découverte, on a découvert que cette magnétite se trouvait aussi dans l'abdomen des abeilles, dans la tête des dauphins et dans le cou des pigeons, qui peuvent ainsi s'orienter dans leur milieu naturel. Ces récentes découvertes ont également démontré que les magnétiseurs, les sourciers et les radiesthésistes possèdent ces fameux cristaux de magnétite aux niveaux des mains. Cela signifierait que les personnes douées pour la magnétisation sont celles qui possèdent le plus de magnétite, ou qui parviennent le mieux à les gérer. Cependant, cet élément n'est pas seul en cause. Tout ce qui a été dit sur les fluides et la capacité de les transmettre ne renvoie pas à la magnétite, dont la découverte ne prend en compte ni la volonté, ni la force psychique du magnétiseur, ni même celle du magnétisé. Il reste encore beaucoup de chemin à faire pour comprendre dans sa totalité le phénomène de la magnétisation.

Les différents sommeils

Depuis les recherches du XIXe siècle, le sommeil provoqué fait l'objet de controverse dans la mesure où il peut être déclenché par un hypnotiseur ou un magnétiseur et considéré comme un exercice purement curatif ou comme un phénomène spectaculaire. Désormais il est utilisé dans les séances de découverte de soi-même.

En réalité, le sommeil provoqué se présente sous trois formes distinctes :

- Le premier type de sommeil survient sans la volonté du patient pendant une séance de relaxation ou de méditation. On le remarque par un assoupissement qui peut paraître agréable au sujet, même s'il se retient d'y succomber.

  C'est donc un sommeil que le patient ne maîtrise pas, pas plus que le soignant qui n'en est que le témoin passif. Pourtant il existe, dans cet état d'alanguissement, une valeur curative puisque l'organisme tente de trouver un “rééquilibrage” de ses énergies. On peut donc conseiller au patient de se laisser aller à ce repos, généralement assez court, peu profond, mais apaisant et très peu différent du sommeil habituel.

- Le second type de sommeil est l'œuvre du magnétiseur car c'est lui qui fait en sorte que son patient, conscient et volontaire, se trouve dans un repos bienfaisant, désiré, afin que son organisme se détende et que ses nerfs s'apaisent. Dans cet état proche de l'euphorie, le patient endormi peut laisser aller librement son imagination que ne retiennent plus les barrières mentales. Il peut même être illuminé d'idées nouvelles ou poétiques et découvrir en lui des ressources qu'il ne soupçonnait pas ou qui échappaient totalement à sa conscience. On remarquera qu'en plus de ses qualités curatives, ce type de sommeil ne comporte aucun risque, ni aucune gêne, même passagère. On évitera simplement que le patient ne prenne l'habitude de ces séances et ne compte que sur lui et non sur sa volonté pour surmonter les difficultés de l'existence. Ce repos provoqué ne doit être qu'exceptionnel et de courte durée.

- Le troisième type de sommeil est provoqué par l'hypnose, c'est-à-dire une sorte de paralysie de certains des centres nerveux du patient.

Ce type de sommeil est réputé dangereux car il impose la volonté de l'hypnotiseur sur le conscient et l'inconscient de l'hypnotisé. Cette attitude est représentée de manière caricaturale par le commandement péremptoire bien connu des hypnotiseurs de foire :

– *Dormez, je le veux !*

qui montre l'asservissement des facultés mentales de celui qui se laisse hypnotiser, quelle qu'en soit la motivation.

Cette manière de procéder est contraire à tous les enseignements initiatiques et curatifs traditionnels, ainsi qu'à la plus élémentaire sagesse. En effet, s'il est parfois utile de guider l'esprit d'un patient vers tel ou tel type de réflexions, de l'aider à fixer son attention sur un point particulier de son organisme ou un aspect particulier de sa vie, il n'est en aucun cas justifié d'asservir la volonté d'autrui à la science.

Différence entre l'hypnotisme et le magnétisme

Bien que certains chercheurs ou apprentis sorciers considèrent que toutes les tentatives peuvent être réalisées, on comprend le danger de se remettre entre les mains d'un individu qui, au même titre que son patient, doit gérer ses problèmes.

Mal géré ou destiné à imposer un comportement, l'hypnotisme non surveillé médicalement par des spécialistes, peut devenir semblable à une séance de vivisection humaine.

D'autre part, des ésotéristes ont maintes fois signalé que celui qui prend le pouvoir sur un autre par hypnotisme devient la victime de celui qu'il pense posséder.

En effet, l'attitude qui lui sert à conditionner un patient le conditionne lui-même, et ce qui lui revient du patient ne peut être qu'à la mesure de ce qu'il lui a insufflé auparavant. Ainsi, le fameux rapport entre praticien et patient se réduit à une lutte de volontés, d'autant plus dangereuse qu'elle est invisible et affecte surtout le psychisme et l'inconscient des protagonistes. Ainsi que le stipule la tradition :

"Plus on a de pouvoir sur un être, et plus il vous tient sous son influence."

Cet axiome exprime une loi fondamentale et universelle d'équilibre qui représente le plus pur principe de la Justice.

Le magnétiseur et le patient doivent avoir à l'esprit ces quelques données qui soulignent la différence entre le magnétisme et l'hypnotisme. Ils doivent être conscients des dangers que ce dernier représente.

Le thérapeute doué de compassion et sans exigence personnelle retirera de ses séances un enrichissement proportionné à sa bonne volonté et ses intentions altruistes. A l'inverse, celui qui force la nature d'un être et la tyrannise sera lui-même victime du mépris qu'il aura affiché pour la personne humaine. Rappelons les propos du célèbre ésotériste Oswald Wirth : "*Le thérapeute est le serviteur fidèle, l'humble disciple de la nature. Il lui obéit, afin de puiser à la source de toute vie la force qui sauve, répare et guérit. C'est un prêtre au plus haut sens du mot : il remplit une haute mission, qui impose des devoirs de pure piété humanitaire*".

QUI PEUT MAGNÉTISER ?

Les Anciens, comme les modernes, ont reconnu, implicitement ou en langage clair, que chaque être humain, et au-delà de cette notion restrictive, chaque être vivant, possède une énergie pouvant être dispensée, notamment par l'intermédiaire des mains et des doigts.

Cela se vérifie lorsque l'on calme un enfant ou un animal simplement en posant la main sur sa tête ou sur une petite blessure ; cela se remarque encore plus lorsqu'il s'agit d'une grande douleur que l'on apaise presque naturellement, mais peut-être avec une compassion dépassant la réflexion consciente.

Cela se vérifie aussi avec certains instruments tels que le magnétomètre, le biomètre, le stéromètre, le pendule, qui permettent de mesurer l'intensité et la qualité du magnétisme qui se forme autour du corps humain. Il apparaît comme une émanation, un halo ou une enveloppe lumineuse souvent appelée “aura”, notamment visible dans les représentations sacrées par un cercle ou une mandorle entourant un être de lumière. Nous avons évoqué dans le chapitre consacré à l'histoire du magnétisme le rôle de la magnétite dans le processus physique.

Ainsi, tout le monde devrait pouvoir magnétiser. Ne sont retenus comme critères d'efficacité qu'un état de santé équilibré et de bonnes intentions. La sincérité, bien que non mesurable, semble être un critère essentiel dans le soin dispensé à autrui.

Certes, parmi les êtres humains, certains sont plus doués que d'autres pour maîtriser leurs énergies et harmoniser leurs différentes capacités. Cependant, il faut savoir que les dispositions naturelles peuvent se travailler considérablement grâce à certains exercices d'hygiène, mentale et physique et de maîtrise de soi. En effet, plus on maîtrise l'énergie que l'on veut utiliser et plus on accroît sa puissance. Ce que l'on peut appeler “un entraînement” permet au magnétiseur de se rendre maître de ses énergies. Il peut ensuite recevoir le complément d'enseignement nécessaire à la parfaite compréhension des énergies qu'il met en œuvre. Ainsi, il intègre l'ensemble des paramètres constituant sa personne et comprend mieux ce que son patient attend de lui. Cela lui permet ensuite de réaliser un soin réellement adapté aux besoins de l'autre.

Comment éduquer sa main et affiner ses qualités de perception.

La main est le meilleur outil que la nature ait offert à l'homme. Elle obéit aux ordres que lui envoie le cerveau et que lui transmet le bras. La main peut être éduquée, améliorer grandement ses capacités et acquérir de nouvelles facultés. Elle peut se transformer en organe émetteur et récepteur d'énergie, capable d'entendre les informations et de les transmettre au cerveau. C'est ainsi qu'elle peut devenir l'œil du magnétiseur et s'exprimer pour lui.

- Avant toute opération, il est nécessaire d'effectuer quelques mouvements respiratoires profonds afin de stabiliser l'organisme de l'apprenti magnétiseur.
- Ensuite, les yeux fermés, il devra découvrir la nature des objets qu'une personne aura placé sur une table,

au hasard. Il pourra s'agir de tissus différents, de petits objets en bois, en métal ou en corne (éviter les matières plastiques), de pièces de jeu d'échecs et autres.

Cette première approche consistera à découvrir, comme si la personne avait des yeux au bout des doigts, chacun des objets, d'abord lentement puis de plus en plus vite, afin que le cerveau s'habitue à ce type de communication. On compliquera l'exercice en mettant des objets similaires faits dans des matières différentes pour que les doigts affinent leur lecture et distinguent nettement la texture de l'objet qu'ils effleurent.

Ce n'est pas encore du magnétisme mais cela y prépare dans une grande mesure.

- Le deuxième exercice consistera à reconnaître les différentes parties d'un même objet recouvert par une légère épaisseur. Le test le plus habituel consiste à cacher dans n'importe quel sens une épingle de couturière entre les pages d'un livre, et de la recouvrir de deux pages, afin qu'il ne reste que sa forme. L'apprenti magnétiseur devra, sans regarder ni guider ses sensations, reconnaître la pointe et la tête de l'épingle, en passant simplement son doigt sur l'épaisseur des feuilles de papier.

Si l'exercice est réussi, il recommencera avec une page supplémentaire, après avoir changé l'épingle de place. L'exercice peut se prolonger, non plus en utilisant les pages d'un livre, mais en se servant d'une serviette en tissu-éponge. Elle recouvra toutes sortes de petits objets que le doigt devra reconnaître d'un simple effleurement, en essayant de ne pas appuyer afin de conserver toujours un flou autour d'eux. On placera ainsi différentes sortes de boutons, de gommes, de petits crayons, de porte-clefs, de dés à jouer ou de dés à coudre.

Lorsque ces jeux didactiques seront réussis sans effort, on compliquera et perfectionnera le jeu en plaçant des objets aussi plats que des jetons, des pièces de monnaie, des agrafes, des morceaux de ficelle puis des petits clous et des punaises de bureau. Il faudra alors les reconnaître et les distinguer nettement les uns des autres, surtout s'il s'agit d'objets de forme approchante (anciennes pièces de 10 francs mêlées à celles de 1 franc et de 20 centimes). Cet exercice permet d'affiner la sensibilité du toucher mais ne constitue en aucun cas la preuve que l'on peut, ou non, devenir magnétiseur. Bon nombre de ceux qui pratiquent cet art seraient bien en peine de reconnaître tous les objets que nous avons cités, ce qui ne les empêche pas d'être de grands magnétiseurs.

Le cabinet

Lorsque le magnétiseur reçoit quelqu'un dans son cabinet, celui-ci doit être d'une température agréable. On prendra bien soin qu'il soit suffisamment éloigné des bruits de la rue et du reste de la maison. Dans le cas contraire, il sera nécessaire de l'isoler car un silence absolu doit toujours régner pendant les séances de magnétisme. Actuellement, les magnétiseurs ont tendance à diffuser des musiques pseudo-asiatiques, "new age", ou des murmures de cascades qui ont pour but de tranquilliser, d'apaiser, voire d'endormir les patients pendant les séances.

Dans son cabinet, une pièce agréable, le magnétiseur doit être calme et relaxé car il est impossible de détendre un patient si l'on est soi-même tendu. De plus, le magnétiseur doit avoir les mains sèches, ni chaudes, ni froides. Il veillera à ce que ses ongles soient coupés courts, ce qui est indispensable pour les effleurements. Pour être toujours disponible envers ses patients, le magnétiseur doit éviter les contraintes et les fatigues inutiles. C'est pourquoi il se tiendra droit, les épaules et les muscles décontractés ; toute attitude crispée engendre automatiquement, par mimétisme, la même attitude chez le patient qui ne peut se sentir à l'aise avec un interlocuteur angoissé. Dans cette optique, le praticien parle peu mais d'une voix affable et posée. Il doit absolument éviter de s'inquiéter des résultats de son travail.

Le bon sommeil du magnétiseur

Première règle permettant une bonne préparation avant toute magnétisation : le sommeil. On ne retrouve pas mieux son énergie, on ne la nourrit pas mieux qu'en dormant d'un sommeil calme et profond. C'est ainsi que les forces d'un être s'harmonisent en lui et pénètrent dans tout son organisme. En utilisant les méthodes propres au Feng-Shui, le magnétiseur aura soin de bien positionner son lit de repos afin que le sommeil lui apporte un maximum de confort et de force. Selon la tradition, on devrait placer sa tête à l'est car, dans cette direction, le dormeur suit le mouvement de rotation de la terre et s'harmonise donc avec elle dans l'espace. Cette position est considérée comme bénéfique pour l'ensemble du système nerveux.

L'optimisme et la bonne humeur, l'amour de la vie, l'acceptation de soi et par conséquent l'amour des autres constituent la seconde règle que doit respecter tout bon magnétiseur. Il doit être conscient de l'importance de ses actes, tant pour lui-même que pour celui qu'il magnétise.

À l'inverse, on comprend que l'angoisse, la crainte des surprises désagréables de l'existence, le refus systématique de cacher ce que l'on ne veut pas regarder en face, ou ce que l'on ne maîtrise pas, génèrent un tel état de désordre qu'il est impossible de soigner et de rééquilibrer qui que ce soit.

Ce n'est pas non plus dans l'insouciance, ni le laisser-aller que le magnétiseur trouvera la paix. Il doit adopter une attitude sereine et positive afin de conserver intactes ses énergies et sa disponibilité pour son patient. C'est pourquoi le praticien mettra à profit des méthodes de méditation et de relaxation et saura se préserver de tout ce qui peut mettre à vif son émotivité. À cette fin, il évitera de se lier à ses patients, non par indifférence ou froideur, mais pour rester maître de lui-même. C'est la raison pour laquelle il n'est jamais recommandé à un époux de magnétiser sa femme, à un fils de soigner l'un de ses parents ou un être cher, ni à un père ou une mère de traiter son enfant. En effet, celui qui magnétise sera toujours influencé, et c'est tout à fait naturel, par l'affection qu'il porte à un proche.

Ces différentes constatations montrent qu'un étranger, sans plus de qualité qu'un proche, est souvent beaucoup plus efficace et peut obtenir, uniquement parce qu'il reste maître de lui, des résultats spectaculaires.

Le dernier point sensible dont il faut tenir compte si l'on veut soulager les souffrances ou les déséquilibres d'un patient, est d'éviter à tout prix l'angoisse liée à l'idée de ne pas réussir ses soins. En effet, cette inquiétude sera reportée automatiquement sur le malade et s'ajoutera à son propre désarroi. De même, le magnétiseur devra éviter de prendre en considération le rang social de celui qu'il traite, ainsi que sa situation financière. Il ne devra se laisser impressionner ni par la puissance et la richesse de l'un, ni par la pauvreté de l'autre afin que son traitement conserve une égale efficacité et qu'il effectue lui-même son travail dans la justice et l'équité.

Enfin, il aura toujours à l'esprit que l'on ne magnétise pas pour faire fortune mais par philanthropie, c'est-à-dire avec le désir de faire le bien et d'apaiser les souffrances. "*Le reste vient en plus*", déclaraient jadis les sages. Cependant, dans notre société actuelle comme dans celle des siècles passés, le magnétiseur doit vivre de son art ; c'est pourquoi il pourra réclamer une juste rétribution.

Comment connaître ou découvrir son magnétisme

Puisque tout être humain possède une énergie, que l'on appelle magnétique, il est utile, sinon de la mesurer, du moins d'en reconnaître la présence. On sera ainsi capable de quantifier l'intensité de ce magnétisme que l'on pourra sommairement classer en moyenne, faible ou puissante. Vérifier sa capacité est essentiel avant d'entreprendre quoi que ce soit, surtout si l'on tente d'agir sur le corps d'autrui. Cependant, cette recherche n'assurera pas celui qui la met en œuvre de son talent de magnétiseur. Cela n'est pas une affaire de mesures mais de capacité d'être maître de soi et de posséder les qualités humaines indispensables.

Le test que l'on propose se déroule sur une période d'environ trois semaines et n'exige, pour tout instrument, que deux pots de fleurs identiques en tous points, garnis de la même terre, et dans lesquels on plantera un oignon d'une même espèce de fleur.

On veillera à les placer tous les deux éloignés de trente centimètres, au même endroit d'une même fenêtre, afin qu'ils reçoivent la même intensité lumineuse. C'est alors que le test pourra réellement commencer. Chaque jour, pendant trois semaines, l'apprenti-magnétiseur passera ses mains autour de la même plante, sans jamais s'occuper de l'autre plante qui restera ainsi en dehors de toute influence. Pendant ces séances journalières de magnétisme, le testeur devra focaliser ses pensées sur la plante, en souhaitant ardemment, et du fond du cœur, que les passes magnétiques qu'elle reçoit lui permettront de pousser et de se développer rapidement.

Pour arroser cette plante, il faudra prévoir une eau magnétisée tandis que la plante laissée aux bons soins de dame nature recevra une eau ordinaire, sans aucun apprêt.

Au bout de trois semaines, vous pourrez observer les

différences existant entre les deux plantes et vérifier comment leur développement s'est réalisé.

Plus la différence entre les plantes est remarquable, plus le potentiel magnétique du testeur est puissant. Il mérite désormais d'être discipliné, maîtrisé et orienté vers une utilisation efficace et curative.

Rappelons que **pour obtenir de l'eau magnétisée**, il faut simplement tenir la bouteille (en verre) contenant l'eau pendant une douzaine de minutes, en appliquant bien ses mains sur sa surface. Pendant l'opération, on concentre ses pensées sur le but que l'on s'est fixé, c'est-à-dire le développement harmonieux et rapide de la plante (ou de toute autre entité que l'on veut secourir). Un litre d'eau magnétisée ne peut conserver ses qualités particulières que pendant une semaine. Il faudra donc réitérer l'opération trois fois, en veillant bien à reboucher la bouteille après chaque utilisation.

Quoi qu'il arrive, il faut persévérer

Que l'on se destine à être magnétiseur ou que l'on consulte un praticien afin d'être magnétisé, il ne faut pas oublier que le magnétisme existe depuis des millénaires, avec des techniques qui n'ont guère changé malgré certaines modifications récentes. Les manières de procéder sont depuis longtemps vérifiées par les faits ; toutes ont fait leurs preuves. On peut donc être certain que l'une d'entre elles répondra aux attentes du patient comme du magnétiseur.

En cas de déception, voire d'échec, on cherchera avec

le maximum de sincérité les raisons qui pourraient être à l'origine d'un résultat nul ou insignifiant.

Parmi celles-ci, la première consiste dans la méthode ou la manière d'envisager le magnétisme. Le toucher ou les passes à distance, l'imposition des mains, le lieu, l'ambiance générale ou le contexte même des soins peuvent être en cause. L'origine de cette mésentente technique peut se trouver aussi bien dans un passé lointain, peut-être même dans l'enfance du sujet concerné ou dans le contexte culturel, professionnel ou social, dans lequel il vit.

La seconde cause, à l'origine d'une mauvaise relation, est d'ordre plus personnel. Elle concerne, au sens propre, le fait que “le courant ne passe pas” entre celui qui magnétise et celui qui est magnétisé. Il ne faut toutefois pas mettre fin à une démarche qui pourrait être enrichissante, simplement parce qu'un patient ne semble pas recevoir correctement ce que l'on émet ou parce que le magnétiseur ne “perçoit” rien. Il faut parfois rencontrer un grand nombre de praticiens ou soigner plusieurs malades avant de constater que l'on est en “bonne intelligence” *magnétique* et que “le courrant passe” enfin. La confiance ne s'improvise pas et mérite une grande attention si le magnétiseur veut que les résultats soient à la hauteur de ses espérances.

Il vaut bien mieux en tant que patricien, avouer son incompétence ou déclarer en tant que patient, sa déception, plutôt que de vivre mal un traitement qui pourrait être bénéfique. Il ne faut donc pas hésiter à rencontrer de nouvelles personnes afin de comprendre les raisons de ces échecs.

Parfois, les déconvenues ne viennent que d'une mauvaise estimation du problème que l'on traite. Le mal est autre, plus profond qu'on ne l'imagine ou encore nécessite un soin différent de ce que l'on avait envisagé. Il peut aussi nécessiter plus de temps que prévu et occasionner des frais supérieurs à ce que l'on avait supposé. Enfin, et ce n'est pas là le moindre inconvénient rencontré dans un traitement tel que le magnétisme, il se peut tout simplement que l'on se refuse à toute communication, y compris "fluidique" et magnétique. On pressent inconsciemment que le processus entrepris remettra en cause un grand nombre de choses acquises et considérées comme des vérités inaltérables. Il faudra donc tenter de se préparer à des bouleversements et à des transformations inévitables au moment de la guérison pourtant ardamment souhaitée.

On conseille aussi d'exposer ses impressions et ses problèmes à une personne non concernée directement par le traitement et éloignée des soucis habituels du sujet (traitant ou traité). En effet, une personne située hors du cercle des relations immédiates ou de la famille permet de se libérer de la *charge émotionnelle* liée aux problèmes que l'on tente de résoudre.

Le premier, et peut-être le seul conseil que l'on puisse donner à un praticien et au patient est de persévérer et de maîtriser chacune de ses attitudes.

Pendant le traitement (pour le magnétiseur et pour le magnétisé)

Durant le traitement, et quelques semaines après, il

convient de s'astreindre à une rigoureuse hygiène de vie afin d'accompagner les transformations que le traitement occasionne.

On s'abstiendra donc, au mieux de ses possibilités, de fumer, de consommer de l'alcool et de boire du café. On cherchera aussi à éviter les conflits avec les autres et avec soi-même, et l'on tentera d'éviter les émotions telles que l'agressivité et l'anxiété. On évitera donc les causes d'excitation, et notamment la jalousie, la rancœur, la colère et la haine, la culpabilité ou l'insatisfaction, c'est-à-dire des énergies négatives qui agissent à l'encontre du traitement magnétique destiné précisément à harmoniser le psychisme et l'ensemble de l'organisme.

Il n'est pas question de juger si ces sentiments sont légitimes ou dénués de justice, s'ils sont momentanés ou permanents, moraux ou immoraux. Il faut seulement remarquer qu'en raison de leur nocivité, ils deviennent négatifs pour celui qui les cultive, longtemps avant de l'être pour ceux auxquels ils sont destinés.

Chasser les énergies négatives est ainsi une partie non négligeable du traitement, ce que le sujet doit impérativement assumer.

Une nourriture saine accroît l'énergie du magnétiseur

Depuis toujours, l'homme a cherché à stimuler ses capacités, à augmenter sa puissance afin d'utiliser au mieux son énergie. On a pratiqué des danses rituelles permettant d'arriver à des états de transe, on a mangé certains champignons, ingurgité des breuvages qui, pensait-on, permettaient de rencontrer les dieux et réaliser ce qu'eux seuls pouvaient accomplir.

Généralement toxiques, toutes ses substances ne sont que des substituts aux disciplines spirituelles ancestrales. Jamais l'alcool, l'opium ou le hachisch n'ont pu remplacer la véritable puissance humaine qui se situe autant dans l'organisme que dans l'esprit. Bien qu'elles agissent notablement sur le système nerveux et exacerbent ses facultés, aucun magnétiseur ne doit se laisser abuser par ces stimulants qui le détruiront pour longtemps avant qu'il ne puisse guérir quelqu'un.

Le régime idéal serait celui qu'observaient les anciens guérisseurs et tous ceux qui utilisaient leurs mains pour transmettre une énergie rééquilibrante. Ils ne se comportaient jamais en prédateurs et pour cela, ne se nourrissaient que d'aliments naturels.

On conseillera donc d'observer un véritable régime végétarien si l'on veut magnétiser durablement en suivant les préceptes anciens. Ils affirmaient que la viande recèle des principes qui activent l'agressivité, la combativité, ce qui est contraire à l'harmonisation et au calme indispensables à la pratique du magnétisme.

Au contraire, si l'on reste dans un domaine strictement naturel, si l'on consomme les fruits et les légumes frais de saison, de préférence sans additifs, on est certain de vivre en harmonie avec la terre ; et l'on sait que l'homme, précisément, est composé des mêmes éléments qu'elle. Ceci est démontré par le nom du premier homme créé par Dieu dans la Genèse. Il se nomme Adam, du mot *Adama*, la terre.

Ainsi, se brancher avec les énergies générées par notre planète assure un rééquilibrage permanent de notre potentiel. Cela nous permet d'œuvrer sans être vide, c'est-à-dire de transmettre à l'autre, le patient, ce merveilleux calme énergétique qui devrait habiter tout magnétiseur.

Les mains transmettent ainsi le meilleur de ce qu'elles peuvent transmettre.

Discipline du magnétiseur

En raison de l'effort imposé à l'organisme et au système nerveux du magnétiseur, il faut se rappeler que le premier commandement qu'il doit toujours observer est celui de veiller à son repos. Il est indispensable que celui qui dépense son énergie la retrouve de manière naturelle. Jusqu'à présent le sommeil, calme et détendu, est le meilleur principe de récupération. Dans le cas contraire, le travail du magnétiseur devient rapidement dangereux. Autant pour lui que pour celui qu'il tente de soigner, le magnétiseur doit se plier à une bonne hygiène de vie et s'astreindre à ne recevoir qu'une ou deux personnes par jour. Des traitements supplémentaires occasionneraient des baisses d'énergie bien trop importantes et nuiraient autant au sujet soigné qu'au soignant.

Un excès entraîne toujours un excès contraire, c'est pourquoi une grande activité doit être compensée par un repos conséquent et une nourriture parfaitement saine. Se discipliner pour être en état de recevoir est ainsi le commencement de toute opération de magnétisme.

Lorsque l'on magnétise, il faut se souvenir qu'il n'est pas nécessaire d'exercer une forte pression pour percevoir les petites choses, surtout si l'on s'est exercé quelque peu avant de commencer.

L'expérience la plus simple mais la plus signifiante, consiste à toucher sa lèvre supérieure avec le bout d'un doigt, sans appuyer, puis de faire bouger lentement la lèvre contre les dents, dans un sens et dans l'autre. On observe que presque aussitôt, sans entraînement particulier, on sent à travers sa lèvre les dents et le petit interstice qui sépare chacune d'entre elles. De même, on remarque qu'en insistant, la pression du doigt devient sensible et peut-être douloureuse si l'on appuie trop fort. C'est la limite qui montre le danger des doigts trop durs. Il faut toujours avoir des gestes doux et ne pas appuyer trop fort sur un point, car cela agira à l'inverse du but recherché qui est d'apaiser et d'équilibrer les énergies et non de provoquer des réactions défensives.

C'est la raison pour laquelle il ne faut jamais forcer un tissu qui paraît résister. Il faut au contraire le détendre afin que le passage de la main ou des doigts lui redonne une énergie positive et curative. Il faut toujours respecter les tensions et, à plus forte raison, les zones douloureuses et focaliser sa pensée, et non son regard, sur les points de contact afin de les ressentir avant de les manipuler.

LES DIFFÉRENTES MANIÈRES DE MAGNÉTISER

Dans un ouvrage qui fait désormais référence, *Magnétiser par le souffle*, Henri Durville détaille les différentes manières de transmettre l'énergie vitale. La première consiste à effleurer ou à poser la main sur la peau du patient, et la seconde à magnétiser près de son corps, de quelques centimètres à un mètre, c'est-à-dire sans que les mains entrent en contact avec son épiderme.

Dans cette pratique, la plus courante et la plus simple, les mains communiquent l'énergie vitale selon deux modes : *l'Imposition des mains* et les *Passes Magnétiques*.

La momification par l'imposition des mains

Connue depuis la plus haute Antiquité, l'imposition des mains fut pratiquée par le Christ selon ce que rapportent les Evangiles. On observe que dans la symbolique de la main, le geste de la main tendue représente à la fois ce que l'on offre à l'autre, le secours moral comme le bien matériel, et la paix que l'on veut sceller avec lui. C'est donc un geste de grande tolérance, de fraternité et de sympathie, c'est-à-dire, au bout du compte, un geste d'amour.

Les effets de l'imposition des mains peuvent être spectaculaires et de nombreuses expériences ont montré le pouvoir que possède cette méthode qui impressionne les âmes sensibles et ceux qui croient facilement au surnaturel. Le plus étrange des effets de l'imposition des mains est son pouvoir *d'irradiation énergétique* qui a pour principal effet de faire cesser le processus de décomposition inhérent à toute matière vivante. Les magnétiseurs ont souvent montré qu'en imposant les mains ils peuvent momifier les végétaux, fruits ou fleurs, la viande et des animaux morts, oiseaux ou petits mammifères.

Trônant sur le bureau d'un praticien, ces exemples de pièces momifiées par ses mains font toujours grande impression sur le patient venu rechercher auprès de lui un réconfort physique et moral.

Peu de recherches ont été faites sur ces phénomènes.

Chacun peut faire une telle expérience et magnétiser une rose pendant seulement une minute. Après cela, on la voit se dessécher puis se rétracter tandis qu'elle conserve quelque temps, parfois plusieurs mois, ses couleurs naturelles. Dans cet état de momification, la rose pourra rester intacte pendant très longtemps, un peu rabougrie, comme si pour elle le temps avait suspendu sa course.

Il en est de même d'un morceau de viande sur lequel on pratiquera l'imposition des mains pendant une vingtaine de minutes, sur chacune de ses faces. On le verra peu à peu s'assombrir jusqu'à montrer une teinte noire ; après quoi il semblera se rétracter, se dessécher et devenir aussi dure que de la pierre. Le phénomène durera environ une semaine avant qu'il ne cesse définitivement pour laisser une petite chose sombre, laide et parfaitement inodore, dont tout principe ou énergie vitale seront absents.

Hector Durville dans son livre *Cours de magnétisme expérimental et curatif*, décrit un certain nombre d'expériences concernant l'imposition des mains sur les végétaux. Ainsi, après avoir magnétisé des graines, il affirme que leur germination a été notablement accélérée, en regard des graines témoins. L'imposition des mains a augmenté leurs *facultés vitales*.

On constatera par soi-même que si l'on pratique une imposition de courte durée sur des plantes d'appartement peu vivaces ou dépérissant, elles reprendront leur vigueur après seulement quelques séances journalières de magnétisation. On peut en conclure que l'imposition des mains recharge les cellules végétales comme elle dynamise les cellules animales, leur transmettant une énergie vitale qui stimule le principe chlorophyllien. Ainsi se vérifient les antiques assertions affirmant qu'une maladie résulte la plupart du temps d'un déséquilibre d'énergie. Le malade atteint les plantes, les hommes ou les animaux ayant une énergie vitale affaiblie.

Un test effectué par un groupe de magnétiseurs a démontré que sur une centaine de personnes non praticiens, tous parvenaient sans entraînement particulier à momifier des fleurs. Par contre, lorsqu'il s'agissait de pratiquer de la même manière avec des morceaux de viande, le nombre de réussites tombait à quatre-vingt-dix pour cent, ce qui montre que chacun est doté d'un pouvoir magnétique. Cela montre également que le précepte traditionnel suivant lequel tout homme peut en secourir un autre par le magnétisme est une vérité première et que l'on peut encore la pratiquer de nos jours.

Dans ces conditions, on peut en déduire que le véritable magnétiseur, celui que l'on peut appeler un praticien, est celui qui “maîtrise” ce don naturel donné à l'homme. Il le canalise suffisamment pour le dispenser utilement à celui qui en est demandeur, consciemment ou non. Peut-être possède-t-il un magnétisme d'une plus grande intensité que les autres. Il est certain toutefois que c'est avant tout son équilibre et la discipline qu'il parvient à exiger de lui-même qui sera son meilleur atout lorsqu'il décidera d'exercer cet art plusieurs fois millénaire.

Ce pouvoir de momification, par l'imposition des mains, pourra faire merveille lorsqu'il s'agira d'exercer une action antiseptique et d'arrêter une infection possible.

L'imposition palmaire

Pour imposer les mains de cette manière, il faut tout d'abord que les paumes (une ou deux) soient tournées vers le corps de celui que l'on traite, lui-même se tenant immobile et le plus détendu possible. Les mains doivent se trouver à quelques centimètres de l'endroit nécessitant des soins.

L'imposition digitale pointée

Pour imposer les mains de cette manière, il faut tendre les doigts réunis en faisceau vers le point de la douleur, ou vers une plaie, car c'est un traitement destiné à soigner un mal très précis, exigeant concentration et intensité.

L'imposition des mains doit toujours être considérée comme un don ; on rend ce que l'on a reçu. Il s'agit d'être l'intermédiaire entre une énergie supérieure, divine ou cosmique, et la personne dont l'état nécessite cette énergie. L'humilité est indispensable au magnétiseur dont les mains sont l'instrument permettant la guérison En imposant les mains, le magnétiseur se comporte comme un prêtre captant et dispensant ce que les divinités lui communiquent.

Lorsque le magnétiseur pratique l'imposition des mains, l'épiderme de son patient et la paume de sa main sont de véritables interfaces entre lesquelles l'énergie se comporte comme le courant électrique entre les plaques d'un condensateur.

Geste primordial des prêtres anciens, l'imposition des mains peut rapidement dynamiser un organe ou un point particulier du corps ou lui apporter un rééquilibrage indispensable à son bon fonctionnement.

Qu'elle soit *palmaire* ou *digitale pointée*, l'imposition des mains faite par le magnétiseur est émettrice jusqu'à ce que l'épiderme de son patient vibre avec la même fréquence et la même intensité. Lorsque l'accord entre ces deux énergies est obtenu et que la vibration est identique, le résultat est atteint et le point visé a recouvré la santé. À ce moment, on peut constater que le malaise, ou la douleur, a disparu, que la tension ou l'inflammation qui empêchait un organe de fonctionner a laissé la place à un tissu flexible et détendu. C'est alors que bien souvent, le patient au repos glisse dans un sommeil bienfaisant.

L'imposition des mains, qui représente la partie la plus importante du magnétisme, est le geste fondamental du magnétiseur, celui qui le rapproche de ses prédécesseurs des bords du Nil aussi bien que des druides guérisseurs de la civilisation celtique. Ce geste, à la fois curatif et fraternel, d'amitié et de protection, cette offrande faite à l'autre, est aussi celui que chacun peut faire en observant certaines règles simples, notamment lorsqu'il s'agit de soigner un être proche ou auquel on est lié affectivement. Depuis des siècles, les ésotéristes et les occultistes affirment que l'imposition intervient aussi bien au niveau physique du corps auquel elle redonne une énergie, qu'au niveau du corps éthérique, auquel elle permet une extension, une ouverture aux énergies cosmiques qu'il n'avait plus depuis un certain temps, et qui a rendu malade son possesseur.

Les effets des passes

Ce que l'on appelle *passe magnétique* opère comme l'imposition des mains. Les passes s'adressent, à quelque distance de l'épiderme, tout d'abord au corps éthérique, avant le corps physique qu'elles ne concernent pas directement. L'harmonisation, ou le soin, de celui qui en est l'objet, se fait ensuite par la transmission vibratoire émise du corps éthérique au corps physique.

Tout d'abord, les passes magnétiques tonifient et par ce principe, chassent les miasmes au moment même où une nouvelle énergie redynamise l'organisme, devenu défaillant en raison d'une lésion ou d'une affection plus ou moins importante. Par ces passes, le patient voit ses vibrations naturelles retrouver leur amplitude d'origine. Ainsi les fonctions circulatoires, respiratoires, le métabolisme, les fonctions glandulaires et le système immunitaire seront plus à même de tenir leur rôle et de participer au rétablissement de celui que l'on soigne.

Les passes magnétiques

Les passes magnétiques se font d'une manière très proche de l'imposition des mains, mais la différence tient dans ce que la main, ou les deux mains, ne restent pas immobiles ; on les déplace au-dessus du corps du sujet traité ou au-dessus du point particulier que l'on veut soigner. On exécute ces passes en tenant la paume à plat, parallèle à l'épiderme, les doigts légèrement pointés vers le corps.

Certains magnétiseurs préconisent des passages concentriques ou des passages imitant la forme du nombre huit, allongé. D'autres effectuent avec leur main des allers et retours le long du corps tandis que quelques-uns font des mouvements représentant la forme de la lettre X. Chacun adapte son geste en fonction de sa propre énergie, de celle qu'il ressent de son patient et de l'endroit qu'il soigne. Ainsi, la main peut suivre le trajet d'un nerf ou d'un muscle, stationner au-dessus d'un organe ou magnétiser largement le corps dans sa plus grande longueur. Pourtant, il existe quelques principes fondamentaux que respectent la plupart des magnétiseurs, gardiens en cela des pratiques rituelles et sacrées de leurs lointains prédécesseurs.

- La première règle consiste à accomplir les mouvements dans le sens de la longueur du corps, en commençant par la tête pour ne finir qu'à la pointe des pieds, afin que le flux d'énergie, le fluide vital, aille dans le sens des influx nerveux.

- La seconde règle est que ces longues passes, appelées *Passes à grand courant*, doivent se faire sans que les mains ne touchent le corps, en respectant une distance comprise entre cinq et dix centimètres de l'épiderme, qu'elles ne doivent jamais toucher ni effleurer. Par contre, une liberté totale est laissée en ce qui concerne les mains ; c'est au magnétiseur de comprendre, ou de ressentir, s'il doit utiliser une main ou deux, et la rapidité avec laquelle il doit pratiquer ses passes magnétiques. Quoique ne faisant principalement intervenir que des sens peu développés ordinairement, celui qui magnétise doit avoir continuellement son intelligence en éveil afin de déceler les moindres signes émis par son patient. Il peut ainsi modifier sa manière de pratiquer ses soins.

Lorsque les passes ne sont destinées qu'à un point précis du corps, le magnétiseur n'utilisera qu'une seule main, ou même seulement deux doigts, qu'il pointera alors au-dessus de la lésion ou de la douleur, avant de suivre le trajet du méridien d'acupuncture auquel ce point correspond.

Les passes circulaires

Lorsque le magnétiseur pratique les passes circulaires, il veillera à former des cercles débutant juste au-dessus du point qu'il veut traiter et qui s'élargiront insensiblement de minute en minute. Tout d'abord à peine perceptible, le mouvement de la main, ou des deux, variera d'amplitude et de diamètre selon la zone à traiter. Le mouvement sera petit pour une articulation et plus grand s'il s'agit du ventre, du dos ou d'une épaule. D'autre part, les passes circulaires localisées ont un grand pouvoir antalgique qui achève et renforce l'action réalisée par l'imposition des mains. Elles assurent une diffusion locale plus large et plus rapide des énergies.

Les passes transversales

On citera encore l'importance des passes transversales, dites aussi *passes de dégagements*, qui ont pour but de ramener à l'état de veille certains patients trop sensibles qui se laissent facilement submerger par un sommeil proche de celui qui est provoqué par l'hypnotisme.

Les passes transversales sont d'une grande efficacité lorsqu'il s'agit de ramener un patient à la sérénité après une imposition des mains à la tête. Cela amène souvent un surplus d'énergie dont il est difficile de se débarrasser immédiatement. De brèves passes transversales évacueront ce trop plein d'énergie, dépolariseront le sujet et le ramèneront aux réalités immédiates que l'imposition tend parfois à faire oublier. Les passes transversales jouent un grand rôle dans les soins destinés à résoudre les affections psychosomatiques car elles rééquilibrent et régularisent l'ensemble des flux d'énergie et les flux nerveux.

Les passes lentes

Les passes lentes, c'est-à-dire celles qui nécessitent près d'une minute pour que les mains effectuent le trajet allant de la tête aux pieds, sont pratiquées afin de mettre un point final à la séance de magnétisme, et compléter l'harmonisation du patient. Ces passes lentes seront vécues comme un moment bienfaisant de relaxation, qui le calmeront et le rééquilibreront avant qu'il ne reparte vers ses occupations coutumières. Simultanément, les passes lentes répartiront dans tout l'organisme les énergies reçues et amèneront, du même coup, la sérénité à son esprit reposé.

Les passes rapides

Les passes rapides sont plus énergétiques que toutes les autres car elles ont pour principe de revivifier les fonctions sur lesquelles on les pratique.

Redonnant tonus et dynamisme au corps, tout en rééquilibrant l'énergie naturelle, les passes rapides stimulent les flux vitaux qui circulent le long des méridiens ainsi que la circulation des influx nerveux sur les trajets des nerfs rachidiens. C'est ainsi qu'on les utilise avec grand profit lorsqu'il s'agit d'apaiser les membres échauffés des sportifs, ou simplement lorsque l'on prépare leurs muscles aux efforts considérables qu'exigent les compétitions. Ainsi ce rééquilibrage des énergies joue un rôle non négligeable dans la conservation de la puissance athlétique et mentale des sportifs.

Le magnétiseur expérimenté ne choisira jamais de ne pratiquer qu'un seul type de passes, car chacune d'elles apporte sa contribution indispensable à la totalité des soins. Grâce aux phases et à l'imposition des mains, l'énergie vitale redonnera à l'organisme la puissance indispensable à son bon fonctionnement, qu'il s'agisse de capacité musculaire ou de puissance mentale. De même, bien rééquilibré, le corps saura mieux lutter contre les atteintes intérieures et extérieures. Il récupérera plus rapidement après des périodes de grandes fatigues ou des dépenses d'énergies exceptionnelles.

L'ensemble de ces techniques associées, même lorsqu'il s'agit d'une consultation d'entretien, permet de donner au patient un bien-être qui lui est nécessaire dans sa vie quotidienne. C'est ainsi un véritable art de vivre que les séances de magnétisme apportent à ceux qui s'y adonnent. C'est aussi de cette manière que l'entendaient les magnétiseurs des siècles passés, qui assuraient que les dieux offraient leur énergie aux humains qui le leur demandaient.

LE MAGNÉTISME PAR LE CONTACT DES MAINS ET DE L'ÉPIDERME

C'est certainement l'usage le plus ancien depuis le début de l'humanité, un geste que l'on retrouve, révérence gardée, chez les primates qui l'utilisent de manière tout empirique.

Ceci n'est pas pour ironiser mais pour montrer que la pratique qui consiste à apaiser une douleur par un contact de la main est aussi naturelle que la respiration et le besoin de se nourrir. C'est un geste automatique que l'on fait inconsciemment pour soi-même lorsqu'une douleur agresse tout à coup notre système nerveux.

De plus, au-delà même du soin et de l'apaisement spontané, lorsque ce geste est effectué sur une autre personne que soi-même, il dénote un lien d'amitié qui ajoute encore à son aspect purement protecteur et apaisant. C'est un signe de solidarité que l'on peut aisément associer à de la compassion humaine, ce qui dès lors le rend universel. C'est en ce sens qu'il est cité à de nombreuses reprises dans les Evangiles comme exemple de ce que peut et doit faire un homme de bien.

Ainsi, au-delà d'une thérapie, le magnétisme crée un lien direct entre le praticien et le patient, entre celui qui aide et celui qui souffre. Sur le plan technique, il y a peu de différence entre le magnétisme par imposition des mains et celui pratiqué avec des passes. Le soignant privilégiera l'un ou l'autre selon les circonstances et selon son ressenti vis-à-vis du malade.

C'est seulement le contact des paumes, des doigts et de l'épiderme qui fait réellement la distinction car l'échange de vibrations ne se fait plus par le corps éthérique mais par le corps physique. Le geste est pratiquement le même ; rapidité et lenteur, amplitude et précision dépendent tout à la fois de la nature des maux du patient et de la capacité ou de la volonté du magnétiseur. En général, le geste de celui-ci se distingue de l'action d'un masseur, car la main du magnétiseur ne fait qu'effleurer l'épiderme de son patient. En effet, dans ce type de soin, le poids de la main ne doit pas se faire sentir ; le geste doit toujours être extrêmement fluide et n'intervenir qu'à un niveau ultra sensible.

Passes magnétiques ou contact des mains ?

Comme dans le phénomène des passes magnétiques, l'énergie du magnétiseur se transmet au patient par simple contact lorsqu'il applique ses mains directement sur un point douloureux. Ce geste peut aussi rééquilibrer les organes internes, selon l'intensité qu'il donne au mouvement. Cependant, le magnétiseur peut préférer la passe magnétique au toucher, s'il s'agit de traiter une plaie douloureuse, afin de ne pas aggraver la souffrance du patient. De même, s'il s'agit d'un mal purulent, il optera pour une solution permettant de garder ses mains éloignées de la plaie afin d'éviter une contamination du patient comme du soignant.

Cependant, le magnétisme par contact est préférable et plus efficace que ne le sont les passes, lorsque le corps éthérique d'un patient n'a plus la force d'émettre ou est trop atteint par la souffrance du corps physique pour pouvoir réagir avec l'énergie qu'il reçoit. Le praticien doit alors appliquer ses mains sur l'épiderme de son patient afin que celui-ci reçoive le flux vital dont il a besoin. Peu à peu, parfois après plusieurs séances, les deux flux s'harmoniseront suffisamment ; le malade retrouvera assez de force pour que le magnétiseur éloigne ses mains du corps. Il utilisera ensuite les passes magnétiques, transmettant, cette fois, son énergie, d'abord sur le corps éthérique qui le dispensera ensuite à l'ensemble de l'organisme, selon ses besoins.

Selon les observations de la plupart des magnétiseurs, le contact de la main sur l'épiderme procure un rayonnement de l'énergie bien plus précis que la magnétisation à distance, de même que l'imposition des mains pratiquée les doigts pointés sur une zone particulière de quelques centimètres. Dans certaines applications, notamment pour dynamiser un muscle long, un point “do-in”, ou suivre un méridien d'acupuncture, le traitement magnétique par contact s'impose à l'évidence comme le plus efficace et le plus rapide.

Dans ce traitement, le doigt (ou la paume de la main) et l'épiderme du patient se comportent comme les plaques d'un condensateur qui échangent leurs charges positives et négatives et harmonisent leurs vibrations réciproques afin d'atteindre une intensité et une longueur d'onde communes.

La main et le massage magnétique curatif

Le contact de la paume de la main sur un endroit douloureux du corps a un effet antalgique et anti-inflammatoire avéré, et produit une stimulation énergétique, notamment si l'on pratique des pressions immobiles sur tel ou tel point de l'épiderme. Lorsque ce premier résultat est obtenu, on peut ensuite exercer des pressions plus profondes, c'est-à-dire masser avec plus d'intensité. Cela élève le niveau d'énergie du patient, non seulement au point considéré mais à l'ensemble de la région où se situait la douleur ou l'inflammation. Par la même pratique, on recharge aussi le niveau général de l'organisme.

Le magnétisme par effleurage de la main (effleurage palmaire)

Lorsqu'un magnétiseur pratique l'effleurage énergétique, il effectue des gestes qui correspondent exactement à ce qu'il fait quand il effectue des passes à distance. Ses mouvements sur l'épiderme peuvent être lents ou rapides, circulaires ou transversaux, longitudinaux ou seulement fragmentaires. Ils doivent toujours communiquer l'énergie vitale, stabilisée par le contact direct de la paume de la main sur l'épiderme du patient.

Ce que l'on appelle aussi *l'effleurage palmaire* doit manifester une progression lente mais continue. Le praticien ne doit pas s'appesantir sur un endroit mais simuler un parcours, initier une circulation continue. La main doit rester en contact avec la peau lorsqu'elle se déplace sur le corps. Suivant le même principe, l'effleurage *au trait*, plus précis, consiste à suivre avec l'extrémité d'un seul doigt un trajet nerveux, musculaire, ou un méridien d'acupuncture.

Comme pour les procédés déjà mentionnés, *l'effleurage palmaire* a pour but de transmettre par le contact de la peau une énergie destinée à recharger un organisme défaillant ou agressé. Pouvant convenir aussi bien à une affection très localisée ou à l'ensemble d'un organisme, ce procédé convient à la plupart des cas exigeant une action globale.

Depuis toujours, cette pratique est la plus utilisée car ses effets sont à la fois rapides, efficaces et spectaculaires. Sur un plan plus technique, l'effleurage palmaire tend à harmoniser le potentiel énergétique de chaque élément de l'organisme, car de trop grandes différences de potentiel créent des tensions physiques et un stress mental. De là proviennent l'angoisse, le mal de vivre et de nombreuses pathologies. On peut affirmer que l'effleurage magnétique draine le trop plein d'énergie d'un endroit pour l'amener à un autre point où cette énergie fait défaut.

Ce circuit d'énergie ramène l'équilibre dans l'organisme et supprime de ce fait les affections qui le troublent, qu'il s'agisse de phénomènes psychosomatiques ou de troubles fonctionnels. Plusieurs types d'effleurages palmaires sont généralement utilisés, mais les plus répandus sont l'effleurage digital linéaire et l'effleurage de dégagement.

L'effleurage digital linéaire

Ce type d'effleurage est de loin le plus précis car il permet de suivre les circuits de l'organisme, tel celui des nerfs rachidiens à qui il transmet l'énergie qui fait souvent défaut pendant ou après des troubles neurologiques. L'effleurage digital stimule ce circuit et l'aide à récupérer son niveau d'énergie, et permet de rendre à ses fonctions motrices et sensitives leur potentiel et leur efficacité. Il est entendu que ce résultat sera pleinement atteint si aucune lésion n'a détruit tout ou partie du réseau nerveux, de manière irréversible.

D'autre part, l'effleurage digital est un moyen puissant de récupération postopératoire. Il peut aussi être utilisé dans toutes les situations où l'organisme exige une réactivation de l'influx nerveux ou une rééducation fonctionnelle. Les cas les plus simples et les plus fréquemment soumis aux magnétiseurs restent les migraines, le mal de dos et la sciatique.

Lorsque le praticien suit par effleurage un méridien d'acupuncture, il ne doit pas appuyer son geste, mais respecter la sensibilité du malade ; il ne ressentira ainsi qu'un léger frémissement, presque électrique, et non une pression ou une charge physique. Cette sensation peut se traduire par un petit frisson, bien normal si l'on comprend que l'organisme reçoit, par le méridien d'acupuncture, une forte dose d'énergie. Peu après, celle-ci sera dispensée harmonieusement dans chacun des points et chacune des cellules appartenant au circuit du méridien considéré.

L'effleurage digital est recommandé pour la rapidité de ses effets et l'intensité de l'énergie qu'il peut apporter au patient. Complémentaire de l'acupuncture, cette pratique permet de faire circuler plus rapidement l'énergie tout en la répartissant avec une grande précision qui ne se rencontre pas dans la médecine “manuelle” traditionnelle.

L'effleurage de dégagement

Ce type d'effleurage intervient pour réguler l'énergie et dégager le trop plein accumulé pendant des traitements, des interventions, qui ont poussé l'organisme à des défenses dont il n'a plus besoin et qui pourraient désormais lui être nuisibles. L'effleurage de dégagement se pratique avec rapidité, à grand courant, de la tête vers les mains, puis le long des deux bras. Il débarrasse le patient de l'énergie qui le submerge tout en la répartissant le long de ses membres, ou de son corps.

Malgré la facilité apparente avec laquelle le geste apaisant et curatif du magnétiseur semble s'effectuer, il est nécessaire de préciser qu'il peut faire encourir certains risques au patient. En effet, lorsque le magnétiseur pratique l'effleurage, son épiderme émet de l'acétylcholine, qui est un hypotenseur, un vasodilatateur et un cardiomodérateur, susceptible de provoquer de grands troubles chez un patient souffrant d'insuffisances cardiaques.

LES DOMAINES D'APPLICATION DU MAGNÉTISME

L'énergie mise en œuvre par le magnétiseur exerce une action bienfaisante et curative dans cinq domaines bien spécifiques, acceptés par la plupart des sommités du magnétisme. Fruit de l'expérience de praticiens reconnus, depuis les premiers pharaons d'Egypte, ces observations proviennent de différentes cultures et arrivent toutes aux mêmes constatations en ce qui concerne les propriétés de l'énergie vitale transmise par les magnétiseurs. À partir de là s'ouvre un immense champ d'expérimentation et de pratique, puisque l'homme est toujours perfectible et ses capacités de compréhension et d'apprentissage pratiquement sans limites.

Les cinq domaines spécifiques de base de l'énergie vitale sont :

- la stimulation psychologique et physiologique,
- la décontraction des tensions physiques et du stress mental,
- la lutte contre la douleur (pouvoir antalgique puissant),
- l'action anti-inflammatoire,
- l'action anti-infectieuse.

Ces domaines ne sont pas exclusifs ni contradictoires. Ils peuvent parfaitement être pratiqués dans un même traitement magnétique de plus ou moins grande intensité et de plus ou moins longue durée.

Le magnétisme et ses possibilités antalgiques et anti-inflammatoires

Inflammation et douleur sont la plupart du temps des maux que l'on trouve associés, de sorte que soigner l'un c'est aussi soigner l'autre, bien que la douleur puisse exister seule et sans qu'aucune inflammation ne l'accompagne, notamment en cas de migraine.

Dans ce processus, sont en cause les terminaisons nerveuses, le réseau sensitif du nerf rachidien, le centre cérébral de la douleur et le retour-réponse, par le nerf rachidien, qui entraîne des contractures par un réflexe antalgique.

Ainsi on peut remarquer des zones indurées et douloureuses, aisément reconnaissables au toucher. Pour le magnétiseur, l'origine de cet état est moins importante que l'énergie, ou la faiblesse de l'énergie, qu'il met en œuvre. Ainsi, que le problème provienne d'un traumatisme, qu'il soit psychosomatique ou qu'il résulte d'un mauvais fonctionnement organique, il est toujours à l'origine d'une perte plus ou moins importante d'énergie vitale ; c'est pourquoi il est de première nécessité de dynamiser cette énergie et, dans ce domaine précis, le magnétisme révèle toute son éfficacité.

En rechargeant un point ou un organe particulier, ou l'organisme en général, le magnétiseur va rétablir, avec un traitement plus ou moins long, l'énergie vibratoire défaillante. C'est dans ce rôle, aux applications pratiquement sans limites, que les mains guérisseuses montreront leur véritable efficacité.

Bien que les effets du magnétisme soient indéniables et

contribuent notablement à l'amélioration de l'état de santé du patient, il ne faut jamais oublier qu'il agit en complément, indispensable dans bien des cas, à ceux que proposent la médecine et ses spécialistes. En aucun cas le magnétiseur ne remplace le médecin ou le chirurgien. C'est la raison pour laquelle le bon thérapeute conseillera toujours à son malade de consulter les services médicaux et hospitaliers compétents. Complémentaire, ne signifie pas *parent pauvre*, et l'on aura garde d'abandonner le magnétisme au seul profit des techniques médicales, aussi pointues soient-elles. En effet, tous deux doivent, ou devraient, au contraire, collaborer étroitement dans l'intérêt du malade, car la thérapie énergétique apporte une aide considérable à la guérison.

Le pouvoir antiseptique et l'imposition des mains

Il est avéré que l'imposition des mains, par son rayonnement énergétique, possède un réel pouvoir antiseptique. Cette action fait cesser la multiplication des bactéries, arrête le principe de nécrose et joue un rôle important sur l'hydratation des tissus. En participant au drainage lymphatique, l'imposition des mains accélère sensiblement l'évolution postopératoire et facilite la convalescence qu'elle rend plus profitable. D'autre part, le pouvoir antiseptique de l'imposition est essentiel en ce qui concerne les lésions et les plaies, les brûlures, les escarres, le traitement des affections résistantes de l'épiderme, tel que l'eczéma, ainsi que les problèmes sous-cutanés.

D'une manière générale, en plus de son pouvoir antiseptique, l'imposition facilite les défenses de l'organisme, ce qui participe aussi du processus de régénération et de cicatrisation.

Naturellement, l'action bénéfique de l'imposition des mains jouera un grand rôle dans le rétablissement des fonctions organiques. Elle rétablira leur énergie et, ce faisant, évitera ou atténuera de nombreux troubles fonctionnels.

Les brûlures

L'imposition des mains permet la cicatrisation rapide des brûlures sans qu'il soit nécessaire, dans le meilleur cas, d'utiliser des médications particulières. On évitera cependant de faire l'impasse sur les soins médicaux en cas de grandes brûlures, profondes ou très étendues.

Jadis, les prières et les invocations étaient utilisées pour conjurer les souffrances occasionnées par le feu et les brûlures. Elles disparaissaient comme par miracle sous les doigts de quelques magnétiseurs qui avaient, disait-on alors, reçu le *Don de laver le feu des brûlures*. Il s'agissait, peut-être simplement, d'un moment de très forte concentration, résultant d'une grande maîtrise et d'une longue expérience. Dans ce cas, la prière, pour d'autres la méditation, rend cohérente la volonté de guérir et l'intention d'apaiser les souffrances de ses frères. Généralement, les magnétiseurs qui ont le pouvoir de conjurer les brûlures peuvent aussi traiter l'eczéma, l'urticaire, les escarres et parfois résorber les acnés juvéniles et réfractaires.

L'imposition des mains et la décontraction musculaire

Comme son nom l'indique, la décontraction a comme effet sensible de laisser, ou de remettre, les muscles et organes dans leur état naturel, c'est-à-dire sans tension ni stress, sans nervosité excessive, tout en conservant leur efficacité maximale. C'est ainsi que l'organisme sera mieux à même de répondre aux sollicitations extérieures ; l'imposition des mains peut réguler l'énergie de l'ensemble du corps, lui redonner du tonus et remettre à niveau sa réserve d'énergie.

La contraction musculaire n'est pas seulement l'apanage des travailleurs physiques ou des sportifs. Elle touche toute personne qui se crispe, soit sous le coup de l'anxiété, soit par suite de tensions cérébrales, soit encore en raison de douleurs inflammatoires, souvent à l'origine de contractures musculaires. Celles-ci seront aisément perçues par le masseur et le magnétiseur s'ils possèdent une certaine expérience.

En complément des pratiques décontracturantes musculaires, la suggestion verbale permet de rétablir la bonne fonction de la respiration. Le magnétiseur traite ainsi une personne asthmatique en suggérant à son cerveau de commander au diaphragme des mouvements respiratoires, mécaniquement et fonctionnellement normaux. En général, environ cinq séances suffisent pour que cette discipline provoquée soit apprise et intégrée et qu'elle devienne un automatisme respiratoire.

L'imposition des mains sur les zones contractées permet aux tissus de retrouver leur texture normale et d'atténuer, voire de supprimer, les douleurs. Tous ceux qui ont pratiqué ces traitements ou qui en ont bénéficiés, ajoutent qu'à la suite de la suppression des contractions musculaires, et la disparition de la douleur, un grand bien-être s'instaure. Cette détente physique et mentale s'installe, car tout le corps est alors hors de toutes tensions. Il s'ensuit une meilleure utilisation des facultés mentales et une plus grande ouverture de la conscience. Ce processus, cet enchaînement de modifications physiques, explique en partie pourquoi l'imposition des mains a toujours été associée, depuis la plus haute Antiquité, aux enseignements initiatiques, et figure en bonne place dans les récits évangéliques.

Les nombreuses applications de l'imposition des mains

L'imposition des mains peut être utilisée dans de nombreux cas où les muscles ont été malmenés, soit accidentellement, soit à la suite d'efforts qui les ont épuisés et stressés. Il suffit parfois d'un changement d'intensité dans l'effort, d'une promenade trop rapide ou trop longue, d'un parcours cycliste épuisant, d'un sport dans lequel on s'est trop donné, sans entraînement et sans préparation. Ce traitement magnétique pratiqué à quelque distance du corps est également utilisé par un grand nombre de magnétiseurs qui soulagent ainsi des colites, ou des gastrites, et des suites douloureuses d'accouchement.

L'imposition des mains, la relaxation magnétique et la suggestion

Lorsque le corps est parfaitement détendu, relaxé, le mental du patient est plus perméable à la suggestion verbale. Par la voix, le magnétiseur peut alors lui suggérer de diriger son énergie vers tel ou tel point de son corps, de ses membres, ou de l'un de ses organes.

Relaxé par l'imposition des mains, le patient est alors en *résonance vibratoire* avec celui qui le magnétise. De ce fait, les deux cerveaux communiquent à la manière dont sont reliés les télépathes, car ils vibrent de concert avec une égale intensité et sur une même longueur d'onde.

Le praticien peut alors suggérer au patient d'orienter ses sensations, ses désirs et sa volonté dans le sens de la maîtrise de lui-même afin qu'il parvienne à équilibrer ses émotions et son affectivité. Ce procédé, utilisé avec d'infinies précautions, peut aider un patient à rétablir son goût de la lutte, le motiver pour surmonter les obstacles qui pouvaient paraître insurmontables avant le traitement.

Bien que séduisante, la suggestion verbale recèle des dangers réels en ce qu'elle laisse libre cours à la volonté du magnétiseur. Celui-ci ne doit penser qu'au bien-être de son patient, au rééquilibrage de l'énergie et au rétablissement de sa santé. Ce but exige, de sa part, des qualités morales exemplaires, en plus d'une solide confiance entre lui et son patient. Seule une longue pratique permet d'atteindre une maîtrise suffisante pour tenter ce type de traitement, basé sur une totale confiance entre deux individus.

Le magnétisme par soi-même (auto-magnétisme)

Peut-on parler de magnétisme lorsque, le plus naturellement du monde, d'un geste instinctif, on porte la main sur une douleur, lorsque l'on masse vigoureusement l'endroit où l'on s'est donné un coup accidentellement ?

Pour de nombreuses personnes, la réponse est négative ; il s'agit d'un geste machinal, d'une action réflexe, uniquement destiné à réchauffer, à frictionner l'endroit meurtri. En faisant ce mouvement instinctif, on se comporte comme n'importe quel animal blessé, piqué par un insecte.

On ne peut comparer cette attitude avec le geste réfléchi du magnétiseur qui, volontairement, savamment, fait passer une certaine énergie vitale vers une énergie affaiblie, ou momentanément déséquilibrée. En effet, chacun a pu constater par expérience, que passer la main sur un endroit douloureux soulage rapidement ; cela ne signifie pas pour autant qu'il s'agisse de magnétisme, dans le sens où nous l'entendons aujourd'hui.

À l'inverse, il est plus que probable que les passes magnétiques, l'imposition des mains et l'ensemble des gestes de massage, soient dérivés de ce mouvement irréfléchi qui soulage certainement les êtres vivants depuis leur apparition sur terre.

Il est ainsi évident que le premier masseur que l'on ait rencontré soit nous-même. On sait que les bébés semblent trouver un immense plaisir à masser leurs pieds, leurs doigts ou d'autres parties de leur corps qu'ils dynamisent peut-être lorsque nous pensons simplement qu'ils s'amusent et se découvrent.

C'est donc tout naturellement que l'on s'est posé la question de savoir s'il était possible de se magnétiser soi-même, efficacement, lorsqu'on ne peut solliciter l'aide d'une tierce personne.

En réalité, se magnétiser soi-même implique les mêmes gestes que ceux que l'on exécute pour magnétiser une autre personne. Reste qu'ils sont souvent improbables, car il est parfois impossible d'atteindre l'endroit désiré (notamment la région du dos).

Cependant, le but est identique. Il s'agit de transférer ou de transmettre une certaine quantité d'énergie sur un point ou un organe particulier, afin de lui redonner l'énergie qui lui fait défaut, ou encore d'équilibrer les intensités d'énergie d'un endroit par rapport à l'ensemble du corps.

La difficulté la plus évidente, et celle qui restreint les effets de l'auto-magnétisme, réside dans le potentiel d'énergie devant exister entre la main qui magnétise et la partie du corps concerné. On comprend que, étant donné qu'il s'agit de la même personne, la différence ne sera jamais significative ou sera, dans tous les cas, bien plus faible qu'avec une tierce personne. Pour cette raison, les résultats attendus seront généralement plus ténus et provisoires que dans le cas d'une magnétisation d'une personne sur une autre.

D'autre part, en plus de l'intensité, il est évident que les vibrations échangées seront, pour une même personne, de nature identique. Lorsque le point à traiter est situé ou correspond à un circuit d'énergie, la magnétisation, déjà atténuée par la souffrance, sera alors pratiquement impossible, voire même inutile. On le constatera rapidement.

Pour se magnétiser avec efficacité, il est nécessaire de maîtriser parfaitement ses énergies, de contrôler son esprit et les circuits de son flux vital. Cela relève de techniques semblables à celles des yogis, qui s'entraînent chaque jour pour parvenir à cet équilibre parfait entre le corps et l'esprit. Ils sont fort peu nombreux.

Magnétiser un relais pour se magnétiser soi-même

Lorsque l'on veut magnétiser soi-même des endroits inaccessibles de son propre corps, ou que l'on cherche à magnétiser une personne pendant les heures de repos et de nuit, l'utilisation de relais-charges s'impose car elle supplée au traitement du magnétiseur, bien que dans une plus faible mesure.

Le principe du relais-charge est assez simple. Il consiste à magnétiser, à charger une matière ou un objet que l'on sature d'énergie vitale. Cet objet ainsi surchargé est ensuite mis au contact d'une lésion, de la peau d'un patient, ou de soi-même, afin que l'énergie qu'on lui a transmise soulage et rééquilibre, du moins pour quelque temps, jusqu'à la consultation d'un magnétiseur ou d'un médecin.

Pour le principe, on peut affirmer que tout le monde peut saturer un relais-charge, si on le magnétise suffisamment longtemps. On peut l'utiliser soit pour soi-même, soit pour une personne de son entourage, notamment pour combattre certaines insomnies, migraines ou névralgies nocturnes. Le procédé est intéressant et il permet, par exemple, d'attendre jusqu'au lendemain la consultation d'un praticien.

Que choisir comme relais-charge ?

Les matières les plus couramment utilisées pour servir de réservoir d'énergie sont l'argile verte, le coton hydrophile et l'eau de source (non gazeuse) ou l'eau minérale en bouteille, si l'on habite en ville. De plus, la plupart des pommades émollientes, des baumes, et certains fruits comme la pomme, peuvent parfaitement jouer le rôle de relais-charge, si on les magnétise convenablement, c'est-à-dire lentement et pendant une vingtaine de minutes. Quelques-uns seront consommés (fruits, eau, argile verte diluée) pour qu'ils restituent leur énergie, d'autres appliqués sur un endroit du corps ou sur le point de douleur (rondelle de pomme, argile verte, baumes et autres).

Certains magnétiseurs préconisent de magnétiser n'importe quel aliment qui restituera dans le corps la charge dont on l'a pourvu. Généralement, on conseille de porter sur soi, pendant quelques heures, une journée ou une nuit (c'est un maximum), un même relais-charge car la diffusion qu'il opère dans l'organisme est lente et progressive. Un relais-charge sera également le bienvenu après une séance de kinésithérapie ou de magnétisme, une épreuve sportive, une période de forte tension nerveuse, un examen ou un rendez-vous professionnel. Quelques personnes portent sur elle (sur le plexus solaire) un petit coton magnétisé afin de se décontracter pendant un voyage en avion, d'attendre sans trop de stress un événement de première importance.

Cependant, on observera que rien ne remplacera jamais la main humaine dans le magnétisme. Quel que soit le procédé utilisé et ses réussites, aucun objet ne possèdera jamais l'efficacité et l'énergie que peut donner la main de celui qui soigne avec amour et volonté.

La main et l'esprit

Si, comme l'a déclaré un sage antique, la main est le second cerveau de l'homme et prolonge son intelligence et son esprit, il va de soi que se magnétiser soi-même exige une grande force énergétique et spirituelle, afin que les mains soient réellement efficaces. Evidemment chacun pourrait être son meilleur médecin. Toutefois, on compte peu de cas où un être suffisamment évolué, initié aux plus hauts mystères, se soit guéri lui-même, ou ait fait en sorte de ne pas être victime des mêmes maux que les autres hommes. De nombreux exemples montrent qu'à la fameuse injonction "*Sauve-toi toi-même !*" on essuie que des refus. Peut-être pour une simple raison morale ! La main guérisseuse doit être altruiste. Son pouvoir n'est destiné qu'à celui qui demande et non à son serviteur qui en abuserait peut-être. Cette attitude de profonde sagesse donne à la main le rôle d'intermédiaire entre l'énergie cosmique, divine, en tout cas supérieure à l'homme, et, cet homme lui-même Cela appartient au débat philosophique et religieux.

Comme l'énergie irradie selon le circuit des méridiens et des nerfs, on comprend l'importance des mains dans la transmission de l'énergie et le rôle que joue l'esprit dans la diffusion par les mains de ce flux d'énergie.

Si l'auto-magnétisme direct n'est guère envisageable, on peut parfaitement, sans bouger, parfois parce que cela est impossible dans certaines situations, - suite à un accident par exemple -, créer une image mentale des mains afin de leur faire pratiquer, en esprit, ce qu'elles ne peuvent réaliser physiquement.

Immobile sur son lit de douleur, un malade suffisamment maître de lui-même et de sa volonté peut ainsi visualiser ses mains et les voir magnétiser telle ou telle partie du corps, tel ou tel organe qu'elles soulageront aussi sûrement que le feraient les mains d'un magnétiseur.

Mentalement, il sera alors possible au malade de diriger l'énergie cosmo-tellurique et de la manipuler avec une efficacité d'autant plus grande que sa maîtrise sur lui-même sera importante. On connaît de nombreux exemples de patients ayant fait régresser des affections, voire obtenu ainsi des guérisons impossibles avec les méthodes référencées. Il semblerait, selon les témoignages, que ces cas d'auto-guérison soient plus importants qu'on ne l'imagine généralement. Nombreux sont les malades qui, sans en avoir vraiment conscience, ont procédé de cette manière et vu une nette amélioration de leur état. L'adoption de cette attitude sera peut-être l'une des clés de guérisons de notre médecine future, ce qui n'empêchera naturellement pas la médecine traditionnelle de sauver des vies.

La pratique de l'énergie vitale dirigée par l'esprit, le mental, demande une grande concentration et une parfaite maîtrise de soi. Cependant, chacun peut s'entraîner et discipliner sa volonté pour visualiser sans crainte son propre corps et orienter comme il le souhaite son énergie. Il ne s'agit pas de compréhension intellectuelle mais de maîtrise de soi et de volonté positive. C'est simple comme la nature, comme l'amour de la vie, et cela donne à l'homme, comme les représentations des déesses du bouddhisme, une grande quantité de mains efficaces et toujours présentes. Mais cela est une autre histoire.

DE LA TÊTE AUX PIEDS : LE SENS DES PASSES TRADITIONNELLES

Selon la tradition la plus ancienne, les gestes des magnétiseurs se font dans le sens de la longueur du corps et de la tête vers les pieds. Les mouvements longitudinaux permettent une large circulation des énergies tandis que les passes, ou les effleurages, pratiqués sur des régions particulières du corps se font soit en cercle, soit en travers du corps. Tous ces mouvements ont pour but de redonner à l'ensemble du corps, ou à un organe en particulier, une nouvelle énergie ou un nouvel équilibre énergétique mis à mal par une affection ou une lésion destructrice.

Les pratiques anciennes décrivent toujours des mouvements allant de la tête aux pieds, et assurent même qu'une démarche inverse est nocive et va à l'encontre du bien du malade, car à contre-courant du sens naturel de la vie. On remarquera qu'au moment de la mort, ce sont les pieds qui se refroidissent en premier. La vie, décelée par la chaleur du corps, se retire finalement de la tête, restée comme unique et dernier lieu de vie de celui qui disparaît.

Cela peut donc sembler logique de suivre ce type de fonctionnement puisqu'en travaillant de la tête aux pieds, la main ne fait que suivre le trajet initié par la colonne vertébrale qui transmet, par la moelle épinière, les influx nerveux au corps tout entier.

Cependant, tout magnétiseur, même amateur et occasionnel, sait que celui que l'on magnétise se sent mieux après des passes effectuées des pieds à la tête, même si le soulagement est moindre que dans le sens habituel. Il ne souffre en tout cas d'aucun trouble ni d'aucune douleur supplémentaires. Il reste malgré tout à découvrir ce qui peut intervenir au niveau psychique et qui reste invisible aux yeux du manipulateur.

D'autre part, et cela satisfera ceux qui pratiquent des passes inversées, consciemment ou non, on doit aussi tenir compte de la chaîne des chakras, qui élève l'énergie du corps depuis le sacrum pour ne s'arrêter qu'au sommet de la tête.

La Kundalini et le magnétisme

Selon Louis Frédéric, dans son *Dictionnaire de la Civilisation Indienne*[1] :

"La *Kundalini est le Serpent de Shiva, la source de toutes les énergies sexuelles et spirituelles censées se trouver lovées à la base de la colonne vertébrale. Le Yogi qui désire "éveiller" sa spiritualité et obtenir des "pouvoirs" doit se concentrer afin d'éveiller ce serpent, de manière à faire monter son énergie jusqu'à la tête, à travers des "canaux" subtils et les six chakras qui marquent les étapes de la montée de l'énergie spirituelle. C'est une sorte de sublimation des énergies sexuelles [...] Une pratique de la méditation. La Kundalini, puissance cosmique inhérente à chaque être, ainsi "éveillée" permet au méditant d'atteindre à la Connaissance parfaite*".

On constate donc que le but du magnétiseur, et des gestes guérisseurs qu'il effectue de la main, est très différent de la pratique du *Yogi*, au moins quant aux résultats immédiatement sensibles.

---

(1) Editions Robert Laffont, Collection Bouquins.

Selon le Lama Anagarika Govinda, dans *Fondements de la Mystique tibétaine* (Editions Albin Michel) :

"La force de l'eau qui, dans une cataracte, apparaît sous sa forme sauvage et impétueuse, peut être domptée, canalisée, répartie et transformée à plusieurs égards. C'est ainsi que, dans le "Tantra-yoga bouddhique, on se concentre non sur la Kundalini ou sur le centre-racine, mais sur les canaux, les voies des grands courants de force dont les "chutes", par un aménagement et une modification de leur contenu, peuvent être régularisées dans les quatre centres supérieurs."

Le chemin suivi par les mains du magnétiseur semble être à la fois celui des énergies tête-pieds, et celui des énergies pieds-tête. Rien ne vient départager ces deux parcours qui ne sont absolument pas antagonistes mais au contraire parfaitement complémentaires.

La biologie peut nous apporter une réponse, et montrer le rôle que le circuit sanguin joue dans le corps, en analogie avec le circuit d'énergie appelé Kundalini. En effet, le sang est l'agent moteur des énergies humaines, d'où l'on peut déduire que le flux sanguin active ce corps dont il reçoit symétriquement en retour l'énergie qu'il a contribué à mettre en activité.

Le flux sanguin est composé d'une première phase, un *inspir,* au moment où il va depuis le cœur enrichir l'ensemble du corps d'une nouvelle énergie, mais aussi expérimenter et découvrir ce corps, et d'une phase *expir*, lorsqu'il reflue et revient au cœur, répandant ce qu'il transporte dans l'ensemble du réseau sanguin.

C'est donc en irriguant l'ensemble du corps que le sang transmet à chaque cellule l'énergie dont il est porteur, ainsi que les informations qu'il a recueillies pendant ce parcours. Ce circuit comprend non seulement le plan physique mais aussi le plan mental, et le plan spirituel sans aucune discrimination. En ce sens, il complète le travail purement physique des mains qui magnétisent. Soulager l'autre de sa souffrance peut devenir ainsi un acte altruiste réellement religieux.

Sur le plan technique, pour ce qui regarde les passes magnétiques sur le système veineux, il est recommandé de pratiquer suivant le sens de la circulation *du retour* (en dirigeant sa main vers le cœur) pour ne pas créer d'œdèmes circulatoires et diverses complications dans les tissus déjà surmenés par une affection ou une inflammation.

Ainsi, dans un but différent de celui recherché par le yogi, la main du magnétiseur parcourra le trajet de la veine afin de lui redonner une énergie qu'elle n'a plus ou pour l'harmoniser, si au contraire elle souffre d'un trop plein de tonus. Ainsi, l'énergie vitale joue-t-elle pleinement son rôle redynamisant, ou anti-inflammatoire, grâce notamment à la technique magnétique appelée *l'effleurage au trait*. Cette méthode implique un contact physique de la main ou des doigts du magnétiseur avec la peau et avec la paroi extérieure de la veine douloureuse et affaiblie.

C'est pourquoi les passes de la main, dans le sens tête-pieds ou tête-main, parviennent souvent à recharger l'ensemble d'un membre affaibli ou affecté par une mauvaise circulation sanguine.

Il ne faut pas perdre de vue que le corps entier joue, dans tous les cas, un rôle important dans l'harmonisation des énergies qui lui donnent vie. C'est la raison pour laquelle chaque mouvement est important et se justifie dans le traitement de la douleur.

Évacuer le trop plein d'énergie

Bien qu'il soit plus souvent question de faiblesse énergétique, de lésion et de perturbation des flux d'énergie vitale, les cas de surplus d'énergie sont d'une fréquence toute aussi grande.

Qu'il s'agisse de causes physiques ou mentales (psychiques), la surcharge exige que le magnétiseur, par le mouvement de ses mains, régularise l'énergie et l'harmonise dans l'ensemble du corps. Généralement, cette accumulation d'énergie, qui peut se trouver dans un endroit particulier ou dans tout le corps, nécessite des gestes larges et rapides de dégagements, effectués soit par des passes, soit par des effleurages transversaux d'une main ou des deux mains.

Les passes et les effleurages transversaux sont des gestes perpendiculaires à la longueur du corps. Ils partent du centre de celui-ci ou de l'endroit que l'on veut soigner, et permettent de dégager vers l'extérieur le trop-plein d'énergie.

Lorsqu'un patient a été magnétisé, il est recommandé de toujours pratiquer des passes transversales de dégagement, faites notamment au-dessus du front, afin de le libérer du trop-plein d'énergie qu'il a pu accumuler, et qui pourraient perturber ses fonctions cérébrales, sensitives et motrices.

De plus, ces passes de dégagement peuvent répondre à merveille au soin concernant les patients stressés ou hypertendus, qui ne parviennent pas à contrôler totalement leurs tensions nerveuses ou musculaires. On compte en général cinq à dix minutes de mouvements des mains au-dessus du corps pour rétablir le calme dans l'ensemble de l'organisme, pour détendre et relaxer le patient stressé.

UNE TECHNIQUE ORIENTALE DE MASSAGE ET DE GUÉRISON : LE REIKI

Parmi les méthodes de soins découvertes par le monde occidental, figure en bonne place le Reiki (prononcer : Ré-ki), terme japonais signifiant *Énergie vitale universelle*, qui est un dérivé du bouddhisme tantrique, qu'un moine chrétien, le docteur Mikao Usui, remit à l'honneur au Japon dans la seconde moitié du XIXe siècle.

Rei est un mot qui signifie *énergie de vie universelle* et *Ki* est le nom donné à cette énergie lorsqu'elle circule à travers tout être vivant. Pour le christianisme, cette énergie vitale individuelle est appelée “Âme”, pour la pensée gnostique, “Parcelle de Lumière”, “Chi” pour les Chinois, “Prâna” pour l'hindouisme et “Mana” pour les Kahunas. Notre époque utilise aussi des termes tels que “Énergie cosmique”, “Bioénergie” et “Bioplasma”.

Dans les grandes lignes, on peut définir le Reiki comme étant une sorte de méditation destinée à amener une transformation intérieure, autant physique que spirituelle, qui apporte à ceux qui la pratiquent la paix intérieure et le calme mental. De cette forme de *vacuité* découle un bien-être général, une harmonie de tout l'organisme, qui joue un rôle important dans la guérison de nombreuses maladies.

Le Reiki équilibre les fonctions d'un être par l'imposition des mains. Il permet de canaliser *l'Energie Universelle de Vie* et de la laisser circuler librement entre celui qui la transmet et celui qui la reçoit.

Par *l'Energie Universelle de Vie*, il faut entendre l'ensemble de l'énergie intarissable qui baigne l'univers et nous entoure totalement. À la fois source originelle et force créatrice, cette énergie nous maintient en vie et nous entraîne dans une transformation constante pour peu qu'on se laisse volontairement et consciemment guider par elle. C'est la raison pour laquelle le Reiki est aussi une énergie curative puissante et concentrée qui s'écoule à travers les mains de celui qui veut être un “canal Reiki”.

Le Reiki est en réalité un très ancien principe de guérison, déjà mentionné dans les soutras sanscrits cinq cents ans avant notre ère. On peut aisément le rapprocher de l'imposition des mains et de l'Amour Universel que transmettaient les premiers disciples du Christ qui soignaient toujours *Au nom du Seigneur*.

La méthode de Reiki, mise au point par le docteur Mikao Usui, permet de transférer l'énergie curative du corps du donneur à celui qui en a besoin, par l'imposition des mains. Cette méthode n'exige aucune préparation et peut donc être utilisée dans des cas d'urgence où le temps est un facteur essentiel de guérison. De plus, la volonté du donneur n'a pas à intervenir, et ne peut être déviée de sa voie car l'énergie ainsi transmise se module d'elle-même, selon les besoins de celui qui la reçoit et dont le corps connaît, à l'insu de sa conscience, ce qu'il a réellement besoin de recevoir.

Dans cette situation, qui fait du donneur un simple canal de l'énergie de vie universelle, celui-ci n'est en rien pénalisé par les soins qu'il prodigue et qui ne lui retire rien de sa propre énergie. C'est même l'inverse qui se produit puisqu’en règle générale, le donneur est enrichi par ce qu'il dispense à autrui.

Les sagesses ancestrales le disent : donner, c'est simultanément recevoir. C'est pourquoi le Reiki met en œuvre l'énergie d'autoguérison de celui qui sert de canal à l'Energie Universelle de Vie.

Comme pour les impositions de mains chrétiennes, le Reiki exige une grande pureté d'esprit car c'est une discipline sacrée et il vise un idéal universel qui ne doit pas être dévié par la volonté égotique de celui qui le pratique.

En cours de traitement, l'énergie circule en dépit de ce qu'elle peut trouver sur son chemin. Rien ne l'arrête ; l'énergie universelle ne peut être immobilisée par des obstacles tels que matériaux de construction, vêtements, bandages, objets en métal, en verre ou en matière plastique.

Le Reiki est actif même en dehors d'un traitement particulier et curatif. En effet, dès que les mains d'un canal Reiki entrent en contact avec un autre être, qu'il s'agisse d'un être humain, d'un animal ou d'un végétal, le rayonnement de l'énergie se propage. À l'insu du donneur comme du receveur, cette énergie devient curative et équilibrante. Il en sera de même, à plus forte raison, si le donneur pratique des thérapies, exigeant un contact entre ses mains et le corps d'un malade.

C'est ainsi que le Reiki deviendra un auxiliaire incomparable pour les masseurs et kinésithérapeutes, les praticiens de l'acupressure et de l'acupuncture, du drainage lymphatique, de la réflexothérapie et de la chiropraxie, ainsi que de toutes les thérapies, visant à rétablir l'équilibre des fonctions respiratoires.

Le Reiki est totalement au service de l'Amour Universel.

Ce principe relativement simple de guérison n'est cependant pas transmis sans certains enseignements rituels très précis que ne dispensent que quelques maîtres diplômés. Cela ne signifie pas qu'il faille de longues études ou une préparation intellectuelle ou médicale de longue haleine. En effet, le Reiki s'apprend facilement, même par des enfants, car il s'agit plus d'une initiation et d'une transmission entre un maître et un disciple que d'un cours "universitaire".

L'art du Reiki est entièrement au service de la force universelle divine ; il n'appartient à personne en particulier mais à tous ceux qui s'en veulent les serviteurs et acceptent de mettre à sa disposition leurs mains “guérisseuses”.

L'enseignement des maîtres consiste simplement, mais là est le secret de leur initiation, à ouvrir, ou rouvrir, le canal naturel que chacun possède et par où circule l'énergie de vie universelle, dont les vicissitudes de l'existence nous ont éloignés, jusqu'à nous en faire perdre la conscience et la maîtrise.

Selon les pratiquants de cet art autant physique que spirituel, le *Reiki* rétablit l'équilibre entre le corps et l'âme, tout en agissant aux niveaux mental et affectif. Le *Reiki* fortifie l'ensemble de l'être (corps et l'esprit) et favorise en cela l'autoguérison, permettant d'éliminer les toxines et d'équilibrer les centres d'énergie individuelle (chakras).

Il ne faut jamais oublier, assure la pensée bouddhiste, que ce que l'on donne revient toujours, multiplié à l'infini. De même, ce que l'on sème, on le moissonne, et un grain de blé déposé dans le sol rapporte au centuple, assurent les Evangiles.

Malgré ces références religieuses, le Reiki n'appartient à aucune religion ni école confessionnelle. Pour cela, il n'est contradictoire avec aucune pratique religieuse qu'il peut enrichir puisqu'il renforce l'esprit de celui qui le pratique, et lui ouvre un chemin plus large de développement spirituel.

LA CHIROPRAXIE, OU LE SOULAGEMENT DES TENSIONS

Selon le journal officiel français : *la chiropraxie est une méthode thérapeutique consistant en diverses manipulations de certaines parties du corps, principalement de la colonne vertébrale.*

La chiropraxie fut remise à l'honneur en 1895 par Daniel D. Palmer à Davenport, dans l'Iowa, aux Etats-Unis. Ce n'était pas à proprement parler une découverte car cette pratique était déjà mentionnée dans les textes relatant les traitements de la colonne vertébrale selon Hippocrate. On peut même supposer sans grand risque d'erreur que longtemps avant la période hellénique, se réalisaient des soins consistant à manipuler la colonne vertébrale et le bassin. Le terme lui-même provient de deux racines grecques, *chiro* et *praxis* signifiant "main" et "faire", car cette pratique est essentiellement manuelle, aussi bien sur le plan du diagnostic que sur celui du traitement.

Le premier collège de chiropraxie fut ouvert à Davenport par D.D. Palmer et son fils, Bartlett Joshua Palmer, qui mit au point, grâce aux rayons X, une technique d'imagerie. Cette technique permit de faire avancer considérablement la chiropraxie, notamment grâce aux observations neurologiques effectuées sur des milliers de patients pendant plusieurs années.

En cette fin des années vingt, la plupart des patients venaient au collège de chiropraxie car la médecine habituelle ne pouvait plus rien pour eux. Au collège de

Davenport, fut démontrée l'importance de la chiropraxie en tant que procédure pour dissiper les troubles fonctionnels réversibles liés à la colonne vertébrale. Les chercheurs et praticiens de ce collège firent grandement évoluer cette thérapie nouvelle qui prouva son efficacité à combattre de nombreuses douleurs et guérir des maladies jugées jusque-là incurables.

Cependant, il fallut attendre 1974 pour que la chiropraxie soit reconnue aux États-Unis, puis, après s'être développée dans le monde entier, que l'OMS (Organisation Mondiale de la Santé) l'admette à son tour, suivi en cela par plus de vingt pays.

Dès son origine, la chiropraxie avait un but qui dépassait largement la détente des tensions musculaires. En effet, ses fondateurs voulaient qu'elle soit aussi une sorte de philosophie, un art de vivre, afin que l'énergie vitale de l'être participe à la guérison des maux aussi bien qu'à leur prévention. Avant la lettre, ils imaginaient une médecine holistique qui considère le corps de l'homme dans sa globalité.

Le principe de la chiropraxie

La chiropraxie oriente principalement son activité sur les troubles fonctionnels réversibles de l'appareil moteur, sur les relations reliant le fonctionnement des articulations, des tendons, de la colonne vertébrale, des muscles et du système nerveux et le retentissement qu'ils peuvent avoir sur l'ensemble de l'organisme.

Tout particulièrement vulnérable, la colonne vertébrale

est fragilisée par les mauvaises postures, les chutes et les coups, mais aussi par le stress et les chocs émotionnels. Elle est également victime des microtraumatismes répétés qui finissent par dérégler et déséquilibrer le corps dans son entier, et entraîner de nombreuses douleurs et de graves désordres.

Notre style de vie n'incite pas aux efforts physiques. Les mauvaises postures que nous prenons, ainsi que nos actuelles conditions de vie sédentaires, sont les principaux responsables d'un grand nombre de maux et de méfaits détruisant peu à peu notre santé.

Le chiropracteur tente de libérer les points sensibles des tensions musculaires afin de rééquilibrer l'organisme et d'harmoniser le système nerveux. Réussies, ces manipulations douces permettent aux patients de retrouver leur tonus et un taux satisfaisant d'énergie vitale.

Les soins concernés par la chiropraxie

Un grand nombre de troubles sont susceptibles d'être traités par la chiropraxie, et principalement tous les problèmes de dos, de hernies discales et de sciatiques, de lumbagos ou de raideurs du cou, ainsi que les vertiges et les bourdonnements d'oreille, les troubles urinaires, gynécologiques ou digestifs.

Les sportifs et les professionnels faisant de gros efforts physiques, notamment vertébraux, et les personnes du troisième âge bénéficieront d'un traitement préventif de chiropraxie qui leur assurera une condition physique optimale.

Enfants et adolescents peuvent également bénéficier d'un traitement de chiropraxie qui soutiendra l'effort physique occasionné par la croissance, tandis que les femmes enceintes maintiendront ainsi le bon équilibre de leur bassin.

Cette liste des applications de la chiropraxie est éloquente et montre que l'activité du chiropracteur concerne un vaste champ d'application dans lequel se trouvent l'assouplissement de muscles, la thérapie des réflexes, la physico-thérapie et l'orthopédie. De plus, par l'étude de la marche de son patient, des différences de hauteur existant entre ses oreilles, ses épaules, ses hanches et ses genoux, ainsi que dans l'observation de la manière dont il place ses pieds, le thérapeute pourra le conseiller sur des améliorations à apporter à son mode de vie et peut-être à son alimentation. Par la palpation de son dos et la recherche de tensions et de points réflexes douloureux, le chiropracteur fera œuvre de prévention sanitaire et saura orienter son patient vers des séances de gymnastique ou de sport qui l'aideront à renforcer les soins de la chiropraxie.

La palpation est une exploration clinique consistant à appliquer la paume de la main et la pulpe des doigts sur un point du corps en exerçant une légère pression permettant d'évaluer les qualités physiques d'une région, d'un organe et plus précisément pour la chiropraxie, de la colonne vertébrale, du bassin et des articulations. Des analyses faites en laboratoire, ainsi que des examens radiographiques, permettent de savoir si les troubles et les douleurs sont occasionnés par une tumeur ou une fracture osseuse, qui ne ressortent pas d'un traitement manuel.

Cependant, avant tout traitement, le praticien cherche à rétablir la mobilité des articulations bloquées et à soulager la douleur causée par des tensions ou des déplacements accidentels.

Le traitement par la chiropraxie

La manipulation que fait un chiropracteur est constituée pour l'essentiel d'un mouvement effectué en douceur sur une articulation douloureuse ou perturbée dans son fonctionnement. Ce geste indolore est souvent accompagné d'un craquement parfaitement audible, mais totalement inoffensif : il ne porte pas préjudice aux ligaments ou aux cartilages de l'articulation concernée, car c'est un mouvement maîtrisé qui "remet les os en place". La plupart du temps, il faut deux ou trois séances, entre 30 et 45 minutes, pour traiter un mal de dos, suivies de trois ou quatre autres échelonnées sur plusieurs mois afin de stabiliser le travail réalisé.

LA RÉFLEXOLOGIE, OU UN POINT C'EST TOUT

Histoire et origines de la réflexologie

L'origine réelle de la réflexologie semble être aussi ancienne que l'humanité et il est probable que l'on ignorera toujours le moment précis de sa découverte.

Des traités magico-médicaux ayant plus de 5000 ans montrent qu'en Chine, en Inde et en Egypte, existaient des formes de traitement qui utilisaient des points précis du corps afin d'agir sur certains organes qui leur correspondaient.

De nombreux chamans, peut-être aussi des druides de nos régions occidentales et nordiques européennes, ont pu pratiquer de même, ce qui ferait de la réflexologie l'une des plus anciennes pratiques médicales.

Le traitement d'une zone particulière était pratiqué au XVIe siècle puisque Benevenuto Cellini (1500-1571), orfèvre et sculpteur italien, l'utilisait quotidiennement en pressant ses doigts et ses orteils afin de soulager des douleurs si gênantes qu'elles l'empêchaient parfois de travailler. Il ne faisait en cela que suivre les conseils de nombreux ouvrages médicaux publiés au XVIe siècle, qui détaillaient largement cette thérapie. C'est cependant le docteur William Fitzgerald qui, à la fin du XIXe siècle, définit et présenta la réflexologie que nous connaissons, sous sa forme actuelle.

Comme son nom l'indique, la réflexologie est une méthode thérapeutique qui, par des manipulations sur des points particuliers du corps, notamment les pieds, les mains ou la tête, tente de provoquer une action réflexe visant à faire cesser des affections ou des douleurs.

La réflexologie est surtout connue pour faire circuler l'énergie vitale dans l'organisme, que des tensions, des efforts physiques ou le vieillissement, freinent dans sa libre circulation. De plus, en rétablissant l'équilibre de l'énergie, la réflexologie permet aux fonctions vitales des glandes et des organes du corps de retrouver une activité satisfaisante. Grâce aux résultats qu'elle obtient, la réflexologie peut être utilisée à titre curatif ou préventif, soit par des massages ou des stimulations de zones réflexes situées sur la plante des pieds (réflexologie plantaire) ou sur les mains (réflexologie palmaire) ou encore sur des points du visage.

Pour la science, "*un réflexe est une réaction automatique, involontaire et immédiate d'une structure ou d'un organisme vivant à une stimulation déterminée*" (Le Robert). Cependant, pour la réflexologie, ce terme est employé dans un sens plus large puisqu'il a une signification d'image miroir ou de reflet, peut-être même de résonance. En effet, la totalité du corps est inscrite aussi bien dans l'oreille externe (*auriculothérapie*), dans l'iris (*iridologie*), le nez (*sympathicothérapie*), que sur toute la surface de la plante des pieds ou la paume des mains.

C'est pourquoi la réflexologie s'emploie à déterminer, par palpation, les organes affectés ou douloureux, fatigués ou ayant un surcroît de charge.

C'est ainsi qu'un point douloureux de la voûte plantaire (ou d'un autre lieu) signalera au réflexologue que telle ou telle fonction du corps, tel organe exige un équilibrage énergétique, soit en le dynamisant et en débloquant son énergie, soit au contraire en modérant son fonctionnement. L'équilibre des énergies conditionne la bonne santé, et un état de bien-être pour l'ensemble du corps. On comprend donc que tout dysfonctionnement de cet équilibre des énergies occasionne des maladies ou des infections, plus ou moins graves, pouvant avoir des origines diverses, physiques, émotionnelles ou psychologiques. Le rétablissement de la circulation des énergies vitales modifient les réactions de l'organisme et le corps est à même de lutter efficacement contre les pathologies qui le déstabilisent.

D'autre part, la pratique de la réflexologie stimule les flux de la circulation sanguine et celle du système lymphatique, ce qui favorise l'élimination de toxines et de résidus qui bloquent les fonctions vitales.

LA PODORÉFLEXOLOGIE OU LES MASSAGES ET SOINS DES PIEDS

Principale branche de la réflexologie, la podoréflexologie se consacre exclusivement à l'étude des zones réflexes des pieds, surtout de la plante, afin de libérer des fonctions bloquées ou de faire circuler une énergie vitale devenue trop lente ou défectueuse, pour différents motifs.

La podoréflexologie est fondée sur le constat que l'entretien des pieds est garant d'un bon équilibre de la santé en général ; c'est pourquoi les praticiens qui utilisent cette méthode de soin affirment que pour se porter bien, il faut avoir de bons pieds. Rappelons-nous le dicton "*avoir bon pied bon œil*".

C'est parce que les pieds permettent à l'homme de conserver constamment un contact avec le sol qu'ils constituent un intermédiaire entre lui et l'énergie tellurique, lui-même recevant l'énergie cosmique céleste par ses cheveux. Selon ce schéma traditionnel et mis en valeur par les prêtres au temps des pyramides, l'homme est ainsi un point d'équilibre entre le ciel et la terre.

Le premier devoir d'un être conscient est donc de maintenir en parfait état cet équilibre dont dépend sa santé physique, son harmonie spirituelle et son bonheur.

Dans nos régions et avec le mode de vie qu'est le nôtre, les pieds sont isolés de la terre par les chaussures, elles-mêmes séparées du sol par le goudron des routes ou le béton des dalles et des trottoirs. C'est pourquoi on conseille de marcher pieds nus, une fois ou deux par semaine, dans un champ ou un terrain sablonneux, afin de rétablir le contact disparu et pourtant plus que jamais nécessaire. En effet, dès qu'elle touche le sol, la plante des pieds permet à notre trop plein d'énergie de s'échapper vers la terre, tandis que simultanément, l'énergie tellurique est absorbée et redistribuée dans notre corps.

Nos pieds ont besoin de bouger en tous sens afin de retrouver leur souplesse naturelle et de faire fonctionner leurs articulations ; c'est pourquoi, en les massant doucement et en leur faisant faire le plus grand nombre de mouvements possibles, on les rendra plus efficaces et aptes à jouer leur rôle dans la circulation lymphatique et sanguine.

Chez soi, pendant quelques minutes, chaque jour le matin, si possible avant une journée de travail et le soir après le bain et avant de dormir, on peut pratiquer une série de massages qui redonneront à nos pieds leur dynamisme et leur permettront d'être pleinement les garants de notre santé.

Pour ce faire, il faut masser chaque parcelle de la plante des pieds, faire jouer chaque articulation, d'avant en arrière et de gauche à droite, faire tourner les chevilles, marcher sur la pointe des pieds puis sur les talons. On peut aussi mettre des obstacles sur le sol afin de marcher sur un plan incliné, courbe ou accidenté, ramasser de petits objets répandus sur le sol avec les orteils (gomme, petite cuillère, bille), rouler une balle de tennis sous la voûte plantaire, gestes qui feront intervenir tous les muscles du pied. On trouve aussi dans les commerces spécialisés des appareils de massage parfaitement adaptés aux mouvements de gymnastique nécessaires à la bonne santé de nos extrémités, si malmenées par notre vie moderne.

Le massage plantaire (podoréflexologie) est une excellente méthode pour rééquilibrer les énergies naturelles, mais celui-ci n'agit pas seul ; c'est pourquoi un régime alimentaire équilibré et sain est recommandé, ainsi qu'une bonne hygiène de vie, deux points indispensables avant d'entamer tout traitement. Comme d'autres thérapies naturelles, il faut se souvenir que pour bon nombre de ses praticiens, la podoréflexologie est un traitement global et non un traitement symptomatologique.

C'est dans cet esprit que le choix des chaussures a une grande importance. En effet, la compression de certains points amène non seulement des cors et des durillons, mais perturbe grandement l'organisme. Elle provoque des migraines et des douleurs diverses, un encombrement des sinus ou des bourdonnements d'oreille qu'un massage fera normalement disparaître au bout de quelques minutes.

LA PURIFICATION PAR LE DRAINAGE LYMPHATIQUE

Le drainage lymphatique est une technique particulière de massage dont la principale caractéristique est d'intervenir, non sur les méridiens, les circuits nerveux ou sanguins, mais sur la lymphe. Le praticien draine cette lymphe avec des mouvements précis afin de l'amener jusqu'aux ganglions lymphatiques qui la purifient et la filtrent. Dans l'organisme humain, la lymphe circule dans le troisième réseau circulatoire appelé système lymphatique, constitué de ganglions (500 à 700 pour l'ensemble du corps) et de vaisseaux.

Brève histoire du drainage lymphatique

Selon les manuscrits médicaux égyptiens, les médecins de la vallée du Nil connaissaient l'existence d'une seconde circulation, parallèle à la circulation sanguine.

C'est au cours du XVIIe siècle que deux savants, Pecquet en 1647 et Bartholin en 1650, mirent en lumière le système lymphatique et le rôle de la lymphe dans l'organisme. Pecquet découvrit la citerne du chyle (petite dilatation située devant la deuxième vertèbre lombaire) qui depuis porte son nom, tandis que Bartholin décela les vaisseaux lymphatiques.

Il fallut attendre les années 1922-1924 pour que le docteur E. Vodder, chercheur biologiste de la faculté de Copenhague, remarque l'énorme importance de la circulation lymphatique dans les phénomènes de vie, de maladie et de mort des cellules. Les résultats de ces recherches et de ces expériences lui montrèrent que la lymphe était un liquide nourricier essentiel dont dépendaient la vie et la jeunesse de toutes les cellules animales.

Après lui, les expériences du docteur Carrel corroborèrent ces premières découvertes qui établirent que si l'on plaçait des cellules embryonnaires dans un milieu lymphatique, elles vivaient deux fois plus longtemps que la normale, pourvu que l'on renouvelle la lymphe tous les deux jours. L'ensemble de ces travaux et de ces expériences fonda le principe suivant lequel la vie peut être longue et heureuse si l'on renouvelle régulièrement le milieu lymphatique dans lequel elle évolue.

C'est ensuite le Professeur Kubik qui, en injectant un colorant bleu dans le réseau lymphatique, montra la manière dont il fonctionne et circule dans le corps. On notera que c'est sans doute en raison de son aspect incolore que la lymphe mit si longtemps à être découverte, et son rôle dans l'organisme à être reconnu par les chercheurs, puis par les praticiens.

La lymphe et le circuit lymphatique

Principe vital à l'égal du sang, la lymphe est l'eau du corps ; elle représente près de 60 % du poids total. À la fois liquide nourricier des tissus et véhicule d'énergie, la lymphe entraîne dans son mouvement les résidus de combustion et les déchets des cellules qu'elle évacue par les conduits lymphatiques. Ce rôle lui fait prendre une grande part dans le fonctionnement de défense de l'organisme puisque la lymphe entraîne aussi les substances étrangères qui sont détruites ensuite par les macrophages.

Le but premier du drainage lymphatique manuel est d'activer, par des massages doux, la circulation de la lymphe afin de stimuler l'activité cellulaire et de régénérer les tissus.

En effet, tous les tissus du corps humain baignent dans la lymphe, qui dispense partout les protéines et les corps gras, nourrissant ainsi toutes les cellules auxquelles elle redonne continuellement de l'énergie.

Principal collecteur du système lymphatique, le canal thoracique, qui naît à la citerne de Pecquet, reçoit la lymphe provenant du côté gauche de la tête, du cou et de la poitrine, du membre supérieur gauche et de l'ensemble du corps situé sous les côtes. Le canal lymphatique droit draine la lymphe en provenance du côté droit de la partie supérieure du corps. On s'accorde pour reconnaître que la lymphe met environ quarante-huit heures pour effectuer un circuit complet dans l'organisme.

Pendant les heures de sommeil, au moment de grandes fatigues, de stress ou de froid, la lymphe se corrompt et devient dangereuse pour toutes les cellules du corps. Ce constat justifie alors un traitement par drainage lymphatique manuel qui dynamise la circulation du liquide interstitiel.

Après une dizaine d'années de recherches et de mises au point, le docteur E. Vodder édifia une méthode thérapeutique, permettant d'utiliser le formidable outil que représentait le réseau circulatoire lymphatique. En 1942, s'ouvrait le premier institut, puis la première École de Drainage Lymphatique Manuel, fondée suivant la méthode établie par Vodder et les quatre mouvements de base du drainage lymphatique qui augmentent jusqu'à trois fois le débit de la lymphe.

En conclusion, on doit reconnaître que la technique du drainage demande beaucoup de doigté de la part de ses pratiquants, car le circulation lymphatique est plus qu'aucune autre, délicate et complexe. C'est cependant une méthode douce et naturelle qui correspond parfaitement à notre époque, aux activités trépidantes et au stress presque permanent qui nous assaille.

Le drainage lymphatique n'est pourtant pas qu'un outil thérapeutique. Il participe grandement aux soins de beauté, c'est pourquoi on l'utilise couramment dans les instituts d'esthétique. Bien que les progrès techniques aient permis de concevoir des appareils favorisant la circulation lymphatique, le mot d'ordre du docteur E. Vodder est toujours et plus que jamais d'actualité : "*Rien ne remplacera jamais une main exercée*".

Principaux traitements concernés par le drainage lymphatique manuel

Le drainage lymphatique permet de traiter ou de soulager les œdèmes post-traumatiques et post-opératoires, les "gros bras" dû à la mastectomie, les fractures, les entorses et hématomes. Il apaise également les troubles circulatoires, veineux (cellulite, jambes lourdes et varices), respiratoires (asthme, grippe, sinusite bronchite et rhume) ou lymphatiques.

Ce drainage permet également de soulager les rhumatismes, les lombalgies, les dorsalgies et les cervicalgies, la périarthrite et la coxarthrose. Il est indiqué dans les cas d'intoxication alimentaire et d'intoxication médicamenteuse. Il lutte efficacement et en douceur contre les maladies infectieuses et les infections du système intestinal (colite, constipation) ainsi que les troubles nerveux (mal de tête, migraine, insomnie, stress).

Par définition, le but du drainage lymphatique est d'éliminer l'eau qui se trouve en excédent dans les tissus,. Cela a pour effet de faire disparaître la fameuse *peau d'orange* (fibrose tissulaire), de chasser une bonne partie de la cellulite, de nettoyer la peau, d'éliminer l'acné et les rides, la couperose et les cicatrices trop marquées. C'est de plus un excellent moyen de se relaxer et de retrouver l'harmonie avec soi-même.

MASSAGES ET HUILES ESSENTIELLES

Dans la plupart des massages et des frictions cutanées, on utilise des huiles essentielles que la paume de la main ou le bout des doigts font pénétrer dans les pores de la peau, afin qu'elles accompagnent le traitement manuel. Leurs propriétés renforcent les soins du praticien et apportent une nouvelle énergie au patient.

Utilisation des huiles essentielles

Pour utiliser au mieux les huiles essentielles, il est impératif de respecter quelques règles afin de bénéficier de toutes leurs qualités curatives et d'éviter les désagréments que des contre-indications et de mauvais dosages pourraient entraîner. Il est important de se souvenir que, mal employées, les huiles essentielles peuvent provoquer des effets indésirables et quelquefois dangereux.

Généralement, on utilise les huiles essentielles par la prise directe, c'est-à-dire la voie orale, par la voie aérienne (diffusion et inhalation) ou par la voie cutanée (balnéothérapie, massages et frictions).

Pendant les séances de massage, qu'elles soient destinées à une tierce personne ou à soi-même, on recommande souvent d'utiliser les huiles essentielles. Elles permettent de purifier et de désinfecter l'air ambiant, d'éloigner les insectes de la pièce où l'on travaille, et d'instaurer une ambiance harmonieuse et douce. Il suffit pour cela de verser quelques gouttes d'huile essentielle de son choix dans un brûle-parfum ou un diffuseur électrique et l'atmosphère sera immédiatement en harmonie avec les soins prodigués. Le patient pourra se libérer de ses tensions.

Pour le massage lui-même, l'utilisation d'huile essentielle très concentrée sur la peau est extrêmement efficace mais exige certaines précautions, notamment lors de la dilution de quelques gouttes de l'huile choisie pour ses vertus dans une huile végétale, telle que l'huile d'amande douce, la plus conseillée. En effet, cette huile nourrit la peau en profondeur en pénétrant les tissus cutanés sans laisser de film gras superficiel. Pour son action hydratante inestimable, l'huile d'amande est recommandée pour les peaux sèches et fragiles, car elle est aussi assouplissante, nourrissante, émolliente et fortifiante.

D'autre part, il est important de respecter les indications concernant chaque huile, car certaines sont recommandées pour tous usages tandis que d'autres sont réservées exclusivement à un emploi aérien (diffusion) et cutané (massage), non à un usage oral. De même, il faut veiller à ce que l'huile essentielle ne soit pas utilisée pour soigner un enfant de moins de six ans, à moins d'avoir l'ordonnance d'un médecin. Il faut également éviter qu'elle entre en contact avec les yeux. En cas d'accident, il ne faut jamais utiliser de l'eau pour apaiser la douleur, mais nettoyer au plus vite l'œil avec une huile végétale (de préférence de l'huile d'amande douce).

Autre contre-indication : même pour un massage effectué sur un membre, il ne faut pas utiliser une huile essentielle sur une femme enceinte, sans l'autorisation formelle d'un médecin. Dernière restriction, il est important de savoir que certaines huiles essentielles, notamment celles de citron, de mandarine rouge et d'orange douce, sont photosensibles. Elles interdisent donc que celui qui en a bénéficié s'expose au soleil pendant les six heures qui suivent leur ingestion ou leur application.

Huile essentielle de cèdre

Elle est utilisée pour les massages et frictions. Ses propriétés permettent les traitements des problèmes circulatoires, ainsi que l'entretien des ongles et des cheveux.

Elle est recommandée en diffusion atmosphérique pour assainir l'atmosphère.

Huile essentielle de citron

Cette huile est utilisée dans les massages et les frictions pour ses propriétés toniques et astringentes et son rôle dans la minéralisation des ongles et des cheveux.

Elle est également recommandée en diffusion atmosphérique pour ses propriétés désinfectantes et antiseptiques ainsi que pour son parfum d'ambiance.

Huile essentielle de citronnelle de ceylan

Elle est utilisée dans les massages et les frictions pour ses propriétés contre les piqûres d'insectes.

Elle se révèle indispensable dans les salles de traitement car on recommande sa diffusion atmosphérique pour ses propriétés désodorisantes et insectifuges.

Huile essentielle de cyprès

Cette huile est utilisée dans les massages pour ses propriétés cicatrisantes, astringentes et relaxantes, ainsi qu'en diffusion atmosphérique pour son parfum d'ambiance.

Huile essentielle d'eucalyptus

Elle est utilisée dans les massages et les frictions pour ses propriétés antispasmodiques et antirhumatismales, et en diffusion atmosphérique pour ses propriétés antiseptiques et pour son parfum d'ambiance.

Huile essentielle de genièvre

Utilisée pour les massages comme relaxant musculaire, on la retrouve également en diffusion atmosphérique pour ses propriétés antiseptiques.

Huile essentielle de géranium bourbon

Elle est utilisée dans les massages et les frictions pour ses propriétés cicatrisantes, toniques et astringentes.

Cette huile est recommandée en diffusion atmosphérique pour son parfum d'ambiance.

Huile essentielle de girofle

Elle est utilisée dans les frictions pour ses propriétés désinfectantes et en diffusion atmosphérique pour ses propriétés stimulantes.

Huile essentielle de lavandin super

Cette huile est utilisée dans les massages et les frictions pour ses propriétés cicatrisantes et son pouvoir calmant musculaire.

Elle est recommandée en diffusion atmosphérique pour ses propriétés désinfectantes et antiseptiques, ainsi que pour son parfum particulier.

Huile essentielle de mandarine rouge

En diffusion atmosphérique, on apprécie ses propriétés calmantes et son parfum d'ambiance.

Huile essentielle de menthe poivrée

Propriété favorable à la digestion.

Elle est utilisée dans les massages pour ses propriétés anesthésiantes et en diffusion atmosphérique pour ses propriétés apaisantes.

Huile essentielle de niaouli

L'huile de niaouli est utilisée dans les frictions pour ses propriétés décongestionnantes et désinfectantes. Elle favorise de plus la circulation sanguine.

On la trouve également en diffusion atmosphérique pour ses propriétés antiseptiques.

Huile essentielle d'orange douce

Elle est utilisée dans les massages et les frictions pour

ses propriétés toniques, stimulantes. Cette huile essentielle est également favorable à la digestion et à la circulation sanguine.

En diffusion atmosphérique, on apprécie ses propriétés antiseptiques, aromatisantes, calmantes et désinfectantes.

Huile essentielle d'origan

Elle est utilisée dans les massages et les frictions pour ses propriétés toniques, et en diffusion atmosphérique pour ses propriétés antiseptiques et stimulantes.

Huile essentielle de pin sylvestre

Cette huile est utilisée dans les massages et les frictions pour ses propriétés calmantes et relaxantes, et en diffusion atmosphérique pour ses propriétés antiseptiques.

Huile essentielle de ravensara aromatica

Elle est utilisée dans les frictions pour ses propriétés toniques, et en diffusion pour ses propriétés antiseptiques.

Huile essentielle de romarin camphré

L'huile de romarin est utilisée pour les massages et les frictions pour ses propriétés toniques, favorables à la peau, aux cheveux et aux ongles, et en diffusion atmosphérique pour ses propriétés antiseptiques et stimulantes.

Huile essentielle de thym

Elle est utilisée dans les frictions pour ses propriétés toniques et en diffusion atmosphérique pour ses propriétés antiseptiques et désinfectantes.

Huile essentielle d'ylang-ylang

Cette huile est utilisée dans les frictions pour les soins des peaux sèches, des ongles cassants et des cheveux fourchus et en diffusion atmosphérique pour ses propriétés stimulantes.

LA MAIN GUÉRISSEUSE

Les effets curatifs du magnétisme permettent d'atténuer certaines affections et, selon les cas, de les résoudre, même totalement. Nous en donnons ci-dessous une liste, non exhaustive, qui permettra au lecteur intéressé comme à l'étudiant magnétiseur, de mesurer l'étendue du champ d'application du magnétisme.

Asthme et emphysème

Pendant la crise, magnétisez la cage thoracique, d'abord sur la poitrine puis sur le dos en suivant le trajet des nerfs rachidiens. Revenez ensuite sur la poitrine du malade et imposez les mains juste au-dessus du sternum. Lorsqu'il ne suffoque presque plus, dégagez sa tête par des passes lentes, depuis les genoux jusqu'aux pieds.

D'une manière générale, le traitement de l'asthme exige entre trois et cinq séances par semaine. Il est nécessaire de débuter par une magnétisation d'ensemble afin de dynamiser tous les organes, avec peut-être, selon les magnétiseurs, une plus grande accentuation sur le foie.

Il faut ensuite allonger le patient sur le ventre et effectuer des passes lentes, de la main droite et de la main gauche, le long de la colonne vertébrale et terminer cette phase par une légère pose des doigts sur chacune des vertèbres.

On achèvera la séance par une application de la main droite sur le côté droit de la poitrine, et de la main gauche posée sur le côté gauche. On peut favoriser le travail des passes magnétiques en posant sur la poitrine une serviette légèrement mouillée avec une eau tiède magnétisée, et procéder de même sur les jambes avec un tissu de laine longuement magnétisé.

On traite habituellement l'emphysème de la même manière, bien que les résultats soient nettement plus lents et rarement aussi efficaces. C'est un des cas où le magnétisme doit se contenter de soulager et non de guérir. Cependant, il peut ralentir les effets de la maladie et en atténuer les souffrances et les complications. Par l'énergie qu'il dispense, il redynamise l'ensemble de l'organisme et notamment le cœur.

Crises aiguës

Une crise aiguë est généralement une réaction violente de l'organisme contre un agent pathogène. Elle peut survenir n'importe quand et en n'importe quel lieu (interne ou externe) du corps, selon la cause qui la motive. Il ne faut jamais perdre de vue qu'une crise aiguë est un signal d'alarme tiré par les défenses naturelles de l'organisme. Cette notion permet de mieux comprendre le rôle que peut jouer le magnétisme comme soutien des énergies de défenses, comme partenaire des forces vitales du malade. En effet, l'action du magnétiseur accroît et rééquilibre l'énergie générale du corps, de sorte que l'organisme parvient à compenser les fuites intempestives de force vitale qu'il subit. Ainsi seront évitées les éventuelles lésions et les conséquences parfois importantes des crises aiguës.

Crises chroniques

Lorsqu'une série de crises aiguës relève de la même pathologie, il est fréquent que des lésions apparaissent et subsistent longtemps par la suite. Elles peuvent engendrer des troubles qui s'accentueront avec l'âge, au risque de mettre définitivement la vie en péril. Pour lutter contre les crises chroniques, le magnétisme propose un traitement constitué de passes larges et lentes, destiné tout d'abord à évacuer l'énergie excédentaire tout en permettant à l'organisme d'équilibrer et de consolider celle qui lui est nécessaire. Ainsi se reconstitue-t-il et, de séance en séance, les lésions se modifieront sous l'action de l'énergie magnétique dispensée par les mains du guérisseur.

Dermatoses et maladies de peau, éruptions et acné

Parmi les affections que le magnétisme peut soulager et contribuer à faire disparaître, les éruptions, dermatoses, abcès, eczéma, furoncles, anthrax et autres maladies de peau sont particulièrement favorisées et ont des résultats aisément vérifiables. De nombreuses dermatoses rebelles aux traitements habituels de la médecine classique voient leur guérison se réaliser presque miraculeusement, après seulement quelques séances de magnétisme. On n'explique pas réellement le phénomène autrement que par la circulation renouvelée de l'énergie du corps et l'évacuation stimulée des impuretés, souvent à l'origine de ces maladies.

Les séances de magnétisation auront d'abord pour but d'apporter au patient un surcroît d'énergie envers l'ensemble de son organisme. Cela est une priorité. Après cette première phase, le praticien localisera ses passes magnétiques plus particulièrement : sur l'intestin par imposition, sur le foie par des passes circulaires et très lentes et sur les reins par des impositions des paumes et des doigts. En dernier lieu, mais cela est essentiel, il activera la fonction des glandes sudoripares. Il les magnétisera en passant ses mains largement étendues, lentement et de très près, sur toute l'étendue de la peau. Il ne faudra pas craindre de nombreuses séances de magnétisme, au moins jusqu'à ce qu'une nette transformation soit bien visible, surtout par le patient qui doit pouvoir vivre en pleine conscience et avec optimisme l'amélioration de son état.

Lorsque ce premier résultat est acquis, on continue le traitement par des passes transversales, au-dessus de chaque point ou plaque infectée ou douloureuse. On remarquera que le traitement des maladies de peau par le magnétisme ne marque jamais l'épiderme, et qu'aucune trace de lésions n'apparaît plus car ce type de soins provoque le renouvellement des cellules. De ce fait, on observe souvent une sorte de rajeunissement de la peau aux endroits auparavant affectés.

Dans les cas, fréquents en été, de peaux asséchées, flétries ou ridées, le plus souvent dévitalisées, on redonnera de la tonicité aux tissus par des passes lentes et des impositions fréquentes qui activeront les fonctions naturelles. On pourra aussi, pour l'entretien général de l'épiderme, utiliser un corps gras destiné à la peau et le magnétiser. On l'utilisera ensuite pour les soins dermatologiques et esthétiques habituels.

Douleur (algies)

La sensibilité varie considérablement suivant les individus. Certains supportent la douleur, d'autres beaucoup moins, c'est pourquoi le rôle et les gestes du magnétiseur seront d'une grande importance. De nombreuses causes peuvent être à l'origine de ces douleurs qui ont parfois un grand retentissement sur tout l'organisme et sur la santé morale du patient.

Le traitement sera donc tout spécialement sédatif, et chaque séance sera basée sur des mouvements lents le long de la colonne vertébrale. Le magnétiseur effectuera ensuite des passes lentes le long du trajet des nerfs rachidiens, tandis que des passes rapides et longues iront de la tête aux genoux. Pour terminer la séance destinée à apaiser les douleurs, le magnétiseur fera des grandes passes de la tête vers les pieds, dites à grand courant, afin de rétablir l'équilibre énergétique dans l'ensemble du corps.

Enfant (mauvaise santé infantile)

Lorsqu'un enfant dépérit, qu'il assimile mal ce qu'il mange, qu'il dort mal ou est agité, qu'il pleure sans raison et mange peu, lorsque ses digestions sont laborieuses ou qu'il est constipé, les mains de la maman ou d'un magnétiseur peuvent dans un premier temps lui redonner de la vigueur et le redynamiser.

Afin de procéder à un traitement d'une certaine efficacité, il faut absolument faire dormir l'enfant pour que son organisme régularise le rythme cardiaque et la respiration.

Pour cela, le magnétiseur placera l'enfant à plat ventre et lui fera des passes lentes, de la nuque au sacrum, pendant une dizaine de minutes. Après cette série longitudinale, il appliquera sa main droite sur le milieu de la colonne vertébrale pendant cinq minutes, puis laissera sa main droite sous ses reins tout en maintenant sa main gauche sur l'épigastre, jusqu'à ce que les yeux de l'enfant se ferment.

C'est ensuite seulement qu'il pratiquera une imposition de la main gauche, les doigts dirigés au milieu et à droite du front.

Si un enfant mange mal, on activera et rééquilibrera les énergies nécessaires à l'activité du système digestif en le magnétisant une ou deux fois par jour, après le repas. On procédera de la manière suivante :

Premièrement des passes lentes, faites depuis le cou jusqu'à la base de l'estomac.

Deuxièmement, une imposition digitale faite au niveau de l'épigastre (au creux de l'estomac).

Troisièmement, une application des mains faite au niveau du ventre.

Et pour terminer, une série de passes *à grand courant,* afin de réactiver l'ensemble de l'organisme.

Lorsqu'un enfant s'agite sans raison, qu'il se montre anxieux et nerveux et ne parvient pas à fixer son attention, c'est souvent parce qu'il est angoissé, se sent mal dans sa peau ou a une activité mentale trop intense.

Le traitement magnétique est relativement aisé. Il consiste en quelques passes rapides faites avec les deux mains, de la nuque au sacrum, puis quelques passes rapides, des hanches aux pieds et enfin une application des mains sur chaque pied. Il suffit en général de trois à quatre séances pour que le calme revienne et que l'enfant retrouve sa joie de vivre naturelle. Si son trouble persiste ou simplement si on a le moindre doute sur son état de santé, une visite chez le médecin de famille ou chez le pédiatre est indispensable.

Quelle que soit la cause du trouble qui agite l'enfant, il est avéré que le meilleur magnétiseur qu'il puisse rencontrer sera toujours sa mère, surtout si elle est jeune et en parfaite santé. Plus l'enfant est jeune et plus il ressent le magnétisme émis naturellement par sa mère.

Insomnie

On considère généralement que l'insomnie est le symptôme d'une maladie chronique, aiguë ou non, c'est pourquoi elle exige un traitement particulier auquel le magnétisme peut répondre. Elle sera efficace et permettra le rétablissement d'un sommeil indispensable à la bonne santé du patient. On observera que les insomnies psychiques, souvent associées à l'anxiété et au stress, sont plus nettement sensibles au magnétisme que les autres insomnies.

Malaises

Ce que l'on appelle couramment les *petits malaises*, souvent des indispositions passagères aux causes multiples, relèvent parfois des soins du magnétiseur, s'ils ne sont pas l'aspect visible d'une pathologie plus grave. Ces petits troubles qui jouent fréquemment un rôle néfaste sur le moral d'une personne, parviennent à fatiguer l'organisme. Ils laissent quelquefois des séquelles qui risquent de s'aggraver avec le temps, en amenant des affections plus importantes. Le magnétisme soulage ces malaises car il réduit les excès d'énergie, permet à l'organisme de s'équilibrer et a une action sur la cause initiale. Dès lors, les malaises ne se reproduisent plus qu'à des périodes de plus en plus éloignées, et avec une intensité moindre.

Migraines

Les migraines suivies de nausées exigent plusieurs rendez-vous, parfois un traitement de six ou huit séances, dont la première sera destinée à tester l'origine de ce mal qui empoisonne l'existence de celui qui en est victime. Il peut s'agir de problèmes rénaux, cardiaques, hépatiques mais aussi, relativement souvent dans notre société moderne, d'insuffisance hépatique, endocrinienne, de fatigue visuelle, ainsi que de pathologies provenant de l'hypertension ou de déficiences de l'appareil auditif.

Les migraines sont efficacement atténuées par l'application, durant quelques minutes, de la main gauche sur le plexus solaire et de la main droite sur l'estomac, tandis que l'on pratiquera l'imposition des mains sur la nuque et le front. Comme toujours, on terminera chaque séance par des passes larges et longitudinales à la colonne vertébrale, dites aussi "passes de dégagement".

Lorsque les migraines proviennent d'un mauvais fonctionnement du système digestif, on pratique le plus rapidement possible l'imposition des mains sur l'estomac, puis on effectue des passes circulaires à l'emplacement de cet organe afin de le saturer d'énergie et de faciliter le transit gastrique. Dès que le patient est soulagé, on rééquilibre le corps par des passes rapides, larges et longitudinales.

Lorsqu'il s'agit d'un état congestif, le magnétiseur tentera d'agir sur la circulation en appliquant ses mains sur les pieds de son patient, puis il les posera, largement ouvertes, sur les cuisses, avant de terminer par des passes rapides partant des hanches et se terminant aux pieds.

Névrosisme, troubles mentaux

Les marques les plus évidentes du névrosisme sont l'anxiété, l'irascibilité, la surexcitation, l'impulsivité excessive et l'agitation irraisonnée. Elles peuvent disparaître grâce aux soins du magnétiseur qui met en œuvre les principes nécessaires au retour d'une certaine sérénité, d'une existence plus harmonieuse, ce qui favorise la reconstitution des énergies et la réfection du tissu nerveux.

Névralgies

Dans le cas de névralgies, faciales ou intercostales, le magnétisme peut atténuer grandement les douleurs quelquefois insupportables qu'elles provoquent. Le traitement débutera par des passes rapides sur l'arrière de la colonne vertébrale (le dos) puis, progressivement, par l'application des mains sur celle-ci, bien que l'on puisse préférer l'imposition des mains. Chaque magnétiseur considérera l'opportunité de telle ou telle méthode, mais l'expérience montre que l'application est plus efficace pour une névralgie intercostale, tandis que l'imposition est préférable dans le traitement d'une névralgie faciale.

On constatera que tous ces traitements sont sédatifs, c'est-à-dire destinés à apaiser la douleur. Ils ne prétendent pas en supprimer l'origine qui relève la plupart du temps de la médecine classique. En effet, une douleur est toujours le signal d'alarme qu'envoie le corps à la conscience afin de prévenir du dysfonctionnement d'un organe ou d'un système particulier que seul un examen clinique déterminera avec le maximum de justesse.

Paralysies nerveuses

Guérir les paralysies peut sembler présomptueux, cependant, un traitement par le magnétisme peut améliorer grandement l'état d'un membre paralysé. Sans toutefois lui redonner toute sa motricité, les passes magnétiques, en permettant aux énergies naturelles de circuler, débloquent ce qui peut l'être, parfois avec des résultats visibles spectaculaires.

La plupart des magnétiseurs recommandent une séance de quarante-cinq à cinquante minutes tous les deux jours pendant le premier mois de soins. Elles sont constituées en premier lieu par des passes larges et lentes, partant du visage pour s'arrêter aux pieds, en marquant une pause au niveau de l'estomac et des genoux.

En second lieu, on magnétise la moelle épinière. Pour cela, il est nécessaire d'établir un courant d'énergie en appliquant la main droite à la base du crâne, les doigts pointés vers le haut, et en faisant de même de la main gauche en dirigeant les doigts vers le bas du dos.

Après cela, le magnétiseur fera des passes peu rapides en suivant la colonne vertébrale sur toute sa longueur, tantôt de la main droite, tantôt de la main gauche.

En troisième lieu, il pratiquera une imposition sur les jambes, les genoux et les pieds et mettra enfin un terme à la séance en dégageant la tête par des passes rapides ordinaires.

Les paralysies provenant de lésions cérébrales ne bénéficient malheureusement pas de ce type de soins, car ces lésions sont irréparables. Cependant, par son œuvre bienfaisante et dynamisante, le magnétisme permet souvent aux patients de vivre leur maladie d'une manière moins pénible.

Rachitisme

Par sa faculté d'activation, le magnétisme permet une meilleure croissance et met en œuvre son pouvoir principal qui est d'équilibrer l'ensemble des énergies de l'organisme. L'action bienfaisante des mains donnera à un enfant malingre la possibilité de rattraper son retard et de retrouver une croissance normale pour son âge.

Rhumatismes

En ce qui concerne le traitement des rhumatismes, le magnétiseur devra agir directement sur les endroits douloureux, qui sont généralement les mêmes pour les cas de rhumatismes aigus ou de rhumatismes chroniques.

Les séances débuteront toujours par l'application des mains sur le point le plus douloureux, puis se poursuivront par des passes peu rapides au-dessus du lieu concerné. Cette première phase destinée à atténuer la douleur durera une quinzaine de minutes. Elle sera suivie d'une longue imposition des mains et de mouvements circulaires des paumes avant de se terminer par des passes assez rapides de la main gauche sur la colonne vertébrale. Afin d'aider le malade à retrouver sa sérénité, on le mettra en disposition de trouver le sommeil en utilisant la méthode habituelle destinée au repos. Dans les premiers temps et suivant l'évolution du rhumatisme, il est nécessaire de procéder à une séance journalière d'une durée pouvant atteindre une heure.

Il ne faut pas oublier de prévenir le patient que les traitements destinés à soulager les douleurs occasionnées par les rhumatismes demandent généralement de nombreuses séances pouvant se poursuivre pendant des mois puis, une ou deux fois par an, pendant des années.

Dans ces traitements au long cours, il ne faut pas

oublier que tout l'organisme est concerné. C'est pourquoi le magnétiseur devra effectuer des passes énergétiques sur les principaux organes, notamment sur le foie, l'estomac, les reins et la circulation sanguine (descendante et montante). On termine par une légère pose des doigts sur chacune des vertèbres, puis par des passes longitudinales à la colonne vertébrale, depuis la tête jusqu'aux pieds.

On pourra ajouter à ces traitements la méthode des relais et pour cela on magnétisera un vêtement de nuit (pyjama ou chemise de nuit), confectionné de préférence dans une matière naturelle (coton, soie, laine). Ainsi, pendant le sommeil du malade, le vêtement répartira et régularisera l'énergie dont il est chargé dans tout l'organisme.

Sciatique

Bien que différentes des douleurs occasionnées par les rhumatismes, les douleurs causées par les sciatiques sont soulagées par un traitement presque identique. Dans les cas de douleurs violentes et soudaines, il convient d'agir rapidement afin de dynamiser l'énergie du malade. Cependant, le traitement complet d'une sciatique sera relativement long et nécessitera de nombreuses séances avant d'obtenir un soulagement définitif du patient.

Dans l'urgence comme dans la durée, la pratique exige que l'on effectue avec la main droite des passes rapides, de la nuque au sacrum. Le patient ressentira alors une fraîcheur bienfaisante et apaisante tout le long de la colonne vertébrale, puis une sorte de froid et d'insensibilité débutant tout d'abord par la jambe avant de gagner l'ensemble du corps. Simultanément, le sommeil le submergera, le plongeant dans un repos apaisant tandis que la douleur tendra à disparaître.

Il faudra alors placer le patient sur le dos, le recouvrir chaudement afin qu'il conserve l'énergie qu'il vient de recevoir, puis dégager sa tête du surcroît d'énergie par une longue imposition de la paume de la main. On terminera enfin par une longue application des deux mains sur les pieds.

Même si les crises de sciatique reviennent quelquefois, elles ne seront plus jamais aussi violentes après cette première séance de magnétisme, et l'on verra qu'à chaque nouvelle séance, les douleurs diminueront nettement d'intensité.

CONCLUSION

Mains guérisseuses et mains qui soulagent

Parmi les techniques thérapeutiques que nous avons présentées et étudiées, toutes doivent leur valeur non seulement aux principes qu'elles mettent en fonctionnement et aux organes qu'elles concernent, mais aussi à la dextérité et au charisme du magnétiseur, qui doit posséder un don particulier, plus rare qu'on ne l'imagine.

Toutes les techniques sont simples d'apparence, mais seul l'enseignement des anciens praticiens et l'expérience personnelle permettent d'obtenir des résultats conséquents.

Il en est de même des nombreuses affections et des maladies que la main bénéfique de quelques soigneurs permet de faire disparaître. La question de la guérison totale ne cessera jamais d'être posée. Nombre de traitements ne permettent pas de faire disparaître une affection lourde, des lésions graves ou de profondes séquelles. Ils ne font que soulager, atténuer – parfois grandement –, leur effet sur l'ensemble de l'organisme.

En faisant circuler l'énergie grâce aux méthodes du Reiki, en activant la circulation de la lymphe par le drainage lymphatique, en dynamisant tel ou tel organe par la podoréflexologie ou la réflexologie, en harmonisant l'ensemble de l'organisme par des massages généraux, il est démontré que les maladies lourdes passent alors par des phases de repos ou de régression appréciables.

C'est la raison pour laquelle il n'est pas rare de constater que les spécialistes de la médecine officielle ne dédaignent pas d'être secondés dans leurs efforts par des magnétiseurs reconnus. Ceux-ci viennent rééquilibrer le physique comme le moral de patients assommés par des protocoles médicamenteux lourds et épuisants.

Le bien-être accordé par des passes magnétiques peut alors être d'un secours incontestable qui justifiera toujours leur existence et sera, si la chose est possible, un facteur de rétablissement. Cette attitude différente face à la maladie fait partie des médecines douces, appelées aussi naturelles, qui accordent une importance à d'autres éléments que ceux qu'utilise habituellement la médecine d'urgence, laquelle n'en reste pas moins indispensable.

Yann Gwennrann

Table des matières

Achevé d'imprimer
sur les presses de l'Imprimerie Moderne de Bayeux
ZI, 7, rue de la Résistance, 14401 BAYEUX
Dépôt légal : n° 9211 - Mai 2002